5つのステップで「私」が変わっていく

5 steps to a New me

人生が好転する アーユルヴェーダ

AYURVEDA

to turn your life around.

アカリ・リッピー

AKARI LIPPE

大和出版

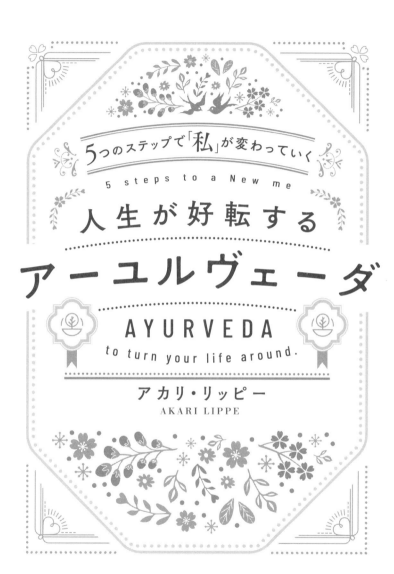

美容・恋愛・仕事・お金・人間関係……
すべてを変える秘密が、ここにある——はじめに

「私には何もないな……」

アーユルヴェーダに出会うまでの私は、そう思っていました。

はじめましての方は、はじめまして！

アーユルヴェーダのセルフケアについてSNSで発信をしている、アカリ・リッピーと申します。スリランカでアーユルヴェーダのセラピストとして修行し、今まで2万人以上の体質改善コンサルをおこない、現在はSNSでの情報発信のほかに執筆や講座を中心に活動しております。

さて、話を戻すと、アーユルヴェーダに出会った当時の私は、20代の前半。

熱中できる何かがあるわけでもなく、人より秀でた何かもなく、仕事で大きなストレスを抱え、外見や性格はコンプレックスだらけ。恋愛も友人関係も何か物足りなく、ただ仕事に行って、帰ってきて寝て、週末に少しだけストレス発散する……。「何もやりがいを感じない」「誰の役にも立っていない」、そんな人生だと思っていたのです。

でも本当は、もっと**「素敵な人」**になりたい。**「人から必要とされる人になりたい」**。

そう思ったときに出会ったのがアーユルヴェーダでした。

本書は、そんな「自分の人生、このままでいいのかな」と思いながら生きていた私が、アーユルヴェーダに出会って、容姿、恋愛、仕事、お金、人間関係を好転させていった**「在り方」**について書いています。

ところで、あなたはアーユルヴェーダと聞いて、どんなことを思い浮かべますか？「痩せる」「癒される」「自然派」……そんなイメージを持たれるかもしれませんね。

でも、アーユルヴェーダの効用って、ただ綺麗になる、リラックスする、健康になる、ということだけではありません。

実は、アーユルヴェーダは、インド・スリランカに5000年以上前から伝わる伝統医学であると同時に、「不幸な人生とは何か、幸福な人生とは何か」といったことまで追求する人生哲学。私が「在り方」とお話ししているのは、そのためなんです。

「在り方」とはつまり、「周りがどういう環境であろうと、自分がどういう人間として振る舞いたいかを自分で選ぶ」ということです。

空気を読んで、他人の反応に合わせて言動を変える人は多いものですが、実は、これは一方的に相手に期待することになり、相手も自分も尊重できていません。そして、他人から言われたことに影響されてばかりいると、自分らしさが失われます。結果、いつも周りの人に振り回されて、幸せな状態をキープするのは難しいでしょう。

ですが、「理想の自分なら、物事をこう捉えて、このように行動する」という一つの軸を持っていると、周囲の人に流されず、穏やかで満ち足りた幸福な日々を送ることができます。また、自分らしさが身につくので、自信もつきます。

さらに、自分の「在り方」が変われば、周りの状況まで勝手に変わっていきます。

私自身、アーユルヴェーダの習慣や考え方を取り入れてから、まず外見が変化して、メンタルも安定し、そして付き合う人が変わりました。

さらに、仕事内容も変わって収入もアップし、ライフスタイルも変わりました！

現在では、大好きなお仕事をして、年々、自分の心と体が「心地よく」なり、今まででで一番「自分らしく」生きることができていると感じています。

逆に、自分の在り方が変わらないうちは、いくら転職活動を繰り返そうと、マッチングアプリでたくさんの人と出会おうと、満足のゆく豊かな人生になることはほぼないかと思います（はい、私がそうでした笑）。

ただ、「自分が変われば周りも変わる」と頭でわかっていても、なかなか自分を変えることができないのが人間です。

例えば、同じ講座やセミナーを受けても、どんどん殻を破り、次々とチャレンジできる人もいれば、過去の思考や習慣を手放せず、一歩踏み出せない人もいます。

幸せへの変化を妨げる、1つのやっかいな障害物が、次のように「○○すれば

（○○なら）幸せになるはず」という条件付きで物事を考えることです。

「もっと美人なら幸せになるはず」

「起業して得意なことを仕事にすれば幸せになるはず」

「素敵なパートナーと出会えば幸せになるはず」

でも、先ほどもお話ししたように、誰かの言葉や存在を頼りにしているうちは、本当に幸せな人生を手に入れることはできません。人を幸せにするのは、お金でも素敵なパートナーでも人が羨む仕事でもなく、自分の内側の状態、つまり「在り方」なのです。

本書では、私がアーユルヴェーダ、そして古今東西の哲学に触れ、**「在り方」**が変わって、そして人生がガラッと好転した個人的な体験を、美容・恋愛・仕事・お金・人間関係の5つのステップを通して、「成功法則」のようにまとめてお伝えします。

個人的な体験と言っても、私だけに効果があったというわけではありません。

私が開催してきた講座の受講生にも、この「在り方」のコツをお伝えしたところ、夫婦仲がよくなったり、理想の転職が叶ったり、本当にやりたいことが見つかって実現のために行動に移したりと、挙げればキリがないほど、自分らしい幸せな人生を歩みはじめた人がいます。よく「もっと早く知りたかったです！」と冗談交じりに言われるほど……。

ただし、ヨーガ哲学やアーユルヴェーダの哲学は、何千年経っても色あせない人生の本質を突いていますが、一方で、いざ実践しようとすると、「そんな簡単にはいかないよ！」ということがあります。

だからこそ本書では、アーユルヴェーダの哲学を、誰でも簡単に取り入れやすいように、私の実体験である「アカリフィルター」を通してお伝えいたします。

私自身、恥ずかしい過去の失敗もさらけ出していくので、あなたもぜひ、自分のダメなところや、本当は見たくない自分の嫌なところと向き合って読み進めてください。

それでは、早速、はじめましょう！

アカリ・リッピー

人生が好転するアーユルヴェーダ 目次

第2章

アーユルヴェーダで、最高のパートナーシップを創り上げた

～あらゆることを試して辿り着いた、本質的な方法～

第4章

アーユルヴェーダで、豊かな人生が実現した
～お金の捉え方が変わった、循環の思想～

第5章

アーユルヴェーダで、真の仲間と出会えた
～人間関係で幸せがもたらされた、「どう在りたいか」という視点～

本文レイアウト　今住真由美

本文ＤＴＰ　白石知美（システムタンク）

本文イラスト　東口和貴子

第１章

こうして、アーユルヴェーダと出会った

～外見が見違えるように変わった、ある考え方～

ダイエット、美肌、小顔……すべての答えが、ここにあった

「アーユルヴェーダを生活に取り入れれば、健康で美しい体が手に入るだけでなく、心も穏やかになり、人生のあらゆる側面がうまくいくようになる」

今では、そう思って、こうして本も書かせていただいていますが、私はもともとアーユルヴェーダのことは知りませんでしたし、インドやハーブに興味があったわけでもありません。

アーユルヴェーダを始めたきっかけ、それは、外見のコンプレックスでした。

拙著『私がきれいで幸せになる　アーユルヴェーダの浄化のしかた』（Ｇａｋｋｅｎ）にも書いていますが、学生時代から容姿でからかわれることがあった私は、とにかく自分の外見を変えたいと思い、あらゆる美容法を試していて、最終的に一番効果

があったのがアーユルヴェーダだったのです。

顔が大きいのが悩みで小顔コルギや整体に通ったり、目が小さいのがコンプレックスで表情筋トレーニングをしたり、胸が小さいのが恥ずかしくて育乳ブラをつけ、バストアップエステでコースを契約したり、脚がなかなか痩せず、筋トレ・ピラティス・ヨーガ・エステ・食事制限を試したり、ニキビ肌と毛穴が悩みで美容皮膚科に通ったり、高級化粧品をラインで揃えたり……。

と、このくらいでやめておきますが、とにかく試したことのないことはないと言ってもいいほど、あらゆることを実践してきました。

これらのことを試した結果、いくらか効果があったものもありました。

でも、どれも期待をしているほどには変化がなく、結局「もっといい方法はないの?」と、次の方法を探すことが続いていました。

そんなある日、出会ったのがアーユルヴェーダでした。

そもそも、アーユルヴェーダって何？

ここで、「アーユルヴェーダ」という言葉を初めて聞く方のために、簡単にご説明をします。

アーユルヴェーダとは、インド・スリランカ発祥で、現在でも現地では医療として**政府から認められ、医師免許も存在する、立派な「医学」です。**

外科や内科、小児科や耳鼻科など、専門領域の理論と治療があり、インドやスリランカの人々は病気や怪我で医師に診てもらいたいときは「西洋医学の病院に行くか、アーユルヴェーダの病院に行くか」を自由に選べます。

近年、アーユルヴェーダは、特にヨーロッパとアメリカを中心に世界的に人気が高く、「体だけでなく、メンタルやスピリチュアル的にも癒しの効果が高い」と評価され、セレブや健康意識の高い人々の間で実践されています。

では、日本においてはどのように扱われているかというと、医療ではなく美容やリラクゼーションのカテゴリーに入り、「アーユルヴェーダサロンでトリートメントを受ける」というエステのようなイメージを持っている方が多いです。

こう書くと、外国と比べると、日本におけるアーユルヴェーダの認識は、まだまだギャップがあるなぁ……とつくづく感じます。

私の師匠はスリランカ人のアーユルヴェーダ医師なのですが、**「日本には正しいアーユルヴェーダを知っている人が少ない。だから、本当のアーユルヴェーダを知ってもらいたい」**と常々言っています。


ですが、アーユルヴェーダは、「ただの医学」でもないのです。

アーユルヴェーダの古典において、アーユルヴェーダは次のように定義されます。

「Ayurashmin vidyatenena va Ayur vindatiti ayurvedah」

これはサンスクリット語ですが、訳すと次のような意味になります。

「生命について知り、生命を楽しむ方法を教えるのがアーユルヴェーダです」

つまり、アーユルヴェーダとは、**「命とは何か、そして人生を楽しく送るにはどう**

すればいいのかを教えてくれる学問」ということです。

そこには、病気の治療法もあれば、病気を予防する食事法や養生法のような側面もあり、「どうすれば心を穏やかにキープできるのか」といった哲学やマインドフルネスに通じるものも含まれています。

アーユルヴェーダは、病気がある人だけのものではありません。

だからこそ、病気もなく健康体の私でも、アーユルヴェーダを実践して、体が整い、心が楽になって、そして結果、人生が好転していきました。

アーユルヴェーダは、人生をよりよく生きたいと思う人であれば、誰でも役に立つ知恵なのです。

体が整っていないと、すべてが整わない

よく、「アーユルヴェーダをやっている」と言うと、「自然派なんですね」と返されるのですが、私自身、自分が自然派だとは思いません。

私がアーユルヴェーダを続けているのは、「ナチュラルで安心だから」という理由

より、単純に今までいろいろ試した中で、最も効率よくトータルケアができたからです。

例えば、私はそれまで、メンタル、恋愛、ダイエット、スキンケア……とさまざまな悩みを解決するために試行錯誤して、それぞれの学びと実践に時間もお金も費やしてきました。

ですが、アーユルヴェーダに出会ってから、これらの悩みは個々で解決するべきものではなく、「全部、繋がっている問題」であることに気づいたのです。

メンタル、恋愛、ダイエット、スキンケアなど、一見関連がないように見えることでも、効率よくトータルでケアできるとはどういうことか、例を挙げて説明します。

例えば、「自分の悪いところに目を向けてはネガティブになってしまう」ということを直したいとします。

普通なら、メンタルに関する本を読んだり、メンタルコーチについてもらうかもしれません。

ですが、私たちは、**「体が整っていないと、絶対、心が整うことはない」**のです。

なぜなら、感情というものは、体の状態によって左右されるからです。

セロトニンや、ドーパミン、アドレナリンなど、私たちの精神に関わるホルモンは食べ物を材料に作られ、運動や太陽光を浴びるといったさまざまな「行動」で分泌が促進されます。

要は、頭で「ポジティブシンキングしなきゃ」と必死に考えるより、食生活を整え、規則正しい生活をして、ホルモンバランスが整えば、結果的に自己肯定感が育まれやすくなり、自分に優しくする余裕ができるのです。

逆に、ホルモンバランスが安定していないのにメンタルを整えるのが難しいことは、更年期や生理中の女性のメンタルを考えるとわかりやすいかもしれません。

そして、心と体を整えるには、「暮らし方」、つまり早起きや掃除などをすることも大きく影響します。

余裕のない不規則な生活は、余裕のない不安定な心と体を育むのです。

だからこそ、「体＝精神＝暮らし方」と考えます。

それまで私が試してきた多くのこととアーユルヴェーダとの大きな違いは、ほかの自己啓発や健康法は、食事なら食事法、自己啓発は自己啓発と、点と点がバラバラになっているのに対し、アーユルヴェーダは、すべての点が線で繋がり、相互に影響し合っていると考えることです。

アーユルヴェーダでは、「食事」を扱うときに「どういう食べ物を食べたら、体にどう作用するか」というダイエット的な側面もあれば、**「どんな環境で食べるか」**といったライフスタイルや、**「どんな気持ちで食べるか」**という哲学的な側面も含まれます。

同様に、「この食べ物はこういう感情になりやすくなる」などのマインドへの影響も含まれます。

というより、**「それらすべてをセットで考えないと、いくら食事の内容だけ変えても、体も心も変わらない」**という考え方なのです。

私自身はダイエットや美肌を目的にアーユルヴェーダを始めましたが、気づいたら自分の生活や生き方、外見が変わるのと同時にマインドも変わって、結果的に仕事も、収入も、付き合う人も変わっていったのです。

それまでの私は、異なる問題にそれぞれアプローチをしようとしていて一進一退を繰り返していましたが、アーユルヴェーダの理論は、ライフスタイルすべてを変えるアプローチだったので、最も早く最も効率的に、結果が出たのです。

しかも、問題に対する対処療法ではなく、自分という1人の人間が、まるっとアップデートされるような感覚だったので、無理をすることはなく、後戻りもせず、文字通り、生まれ変わったような感覚でした。

部分で見るか、全体で見るか

前述したように、私の中でアーユルヴェーダとは、すべての点と点を繋げるものだったのですが、私がアーユルヴェーダの存在を知った当時は、そのように説明をしている人はいませんでした。

むしろ、ほかの健康法やメンタルコントロール法と同じように、「対処法」として、ハーブの使い方や、マッサージの方法を「○○に効く」と説明する人ばかりでした。

では、なぜ私が、**「アーユルヴェーダですべてが繋がった！」**と思うようになったかというと、一番の理由は私がアーユルヴェーダに出会うまで、外見のことだけでなく、自分自身、恋愛、仕事、経済的な問題など、あらゆる問題に直面し、手当たり次第、いろいろなことを学んできたからだと思います。

本を読むことはもちろん、セミナーに行ったり、本格的なコースを取って学んでみたり、とことん納得するまで勉強したので、それぞれの分野にも詳しくなりました。

そうして猛勉強するうちに、「これとこれは本質的には同じことを言っているな」とか、「これは一見、違うことを言っているように見えるけど、抽象度を上げると共通する部分があるな」といったように、「恋愛」と「仕事」という、関連がないように見えることでさえも、「本質的に大事なことは1つである」と考えるようになったのです。

そして、自然に身についた1つの重要な考え方が「全体で見る」という見方です。

すべてのものは影響し合い、調和することで秩序が保たれる

先ほどもお伝えしたように、アーユルヴェーダに触れていると、この「全体で見る」という価値観を要所要所で感じることがあります。

例えば、「ローカプルシャサンミヤ」理論。

これは、アーユルヴェーダの有名な「体質」理論のベースになる、**「すべての物質は五大元素からできている」**という考え方です。

「ローカ」とはサンスクリット語で宇宙、「プルシャ」は人間という意味で、「サンミヤ」は同じという意味ですが、宇宙も人間も五大元素からできており、本質的には同じものでできていて、五大元素のエネルギーを交換し合っていると考えます。

少し抽象的な概念なので、具体的な例を挙げて説明します。

五大元素とは、自然界に存在する、空間・風・火・水・土の要素を指します。

「空間」とは文字通り、あらゆるところに存在する空間を指し、「風」とは風が吹いて物が飛ばされるような運動エネルギーを指し、「火」は物が燃やされて熱と光を放つようなエネルギーを指し、「水」は川のように流れる柔らかいエネルギーや、水で濡れた落ち葉同士がくっつくような結合エネルギーを指し、「土」は大地が万物を支えるように土台となるエネルギーを指します。

これらのエネルギーは人間の体内にも存在します。

体内では、空間は臓器間の隙間や細胞の中の空間として現れ、風の運動エネルギーは筋肉を動かす神経などの動きとして現れ、火は体内で食べ物が燃やされて体温やエネルギーを作る変換エネルギーとして現れ、水は体液や脂肪のようにパーツを結びつけるエネルギーとして現れ、土は骨や臓器など体を支える構造物として現れています。

そして、人間は自然界にある植物や、それらを食べて育った動物を食べる、あるいは直射日光を浴びて、自然界にある五大元素を体内に取り入れ、取り込んだエネルギーを今度は自分が動き、排泄することで自然界にエネルギーとして放出します。

こうして、「人間と自然は繋がり、影響し合っている」というのがローカプルシャサンミャの考え方です。

この考え方からわかることは、人間は気候や食べ物といった1つひとつのことから影響を受け、また、人間も自然界へ影響を与えており、**すべての事象は1つの大きな連続した繋がりとして起こっている**、ということです。

このように**「すべては繋がっている」**ということがわかると、「人間の都合のいいように生活すればいい」とは考えなくなり、むしろ**「全体の調和」**を目指した考え方になります。

なぜなら全体の繋がりが見えると、小さな影響ではありますが、「自分の選択の1つひとつが、自然界にも、同じ地球上に住むすべての生物にも影響を与えている」ということが見えてきて、全体の調和を目指すことが、結果的に自分にもいい結果をもたらすということがわかるからです。

22ページで挙げた「メンタルを整えるには、体と生活を整えることが不可欠」という話も同じことです。

自然界の要素	エネルギーの特徴	人体での働きの例
空間	空間を与える	臓器内の空間と 骨と骨のスペース
風	運動エネルギー	神経の動き・血液循環
火	熱・光・変換エネルギー	体温、消化機能、視覚
水	結合エネルギー、湿気	体液、関節
土	形作るエネルギー、密度	筋肉や脂肪などを作り、 体を整える

「自然界は人間とエネルギーを
交換しているという考え方」

↓

食べ物からも人間は影響を受け、
また、自分の行動も
周りの人や環境に影響を与えると気づく

↓

自然も、人も、自分も、相手も、
個々で成り立っているのではなく、
相互に影響しているという感覚が身につく

肉体、精神、行動は個々に動いているわけではなく、精神は肉体の状態から影響を受け、肉体の状態は環境からも精神からも影響を受けています。

すべては一連の繋がりです。

幸福の鍵は、「全体の調和」の中にあった

もう1つ、例を挙げてみましょう。

一般的に、食事やダイエットは「栄養」や「カロリー」という点から語られ、個々の食材の栄養価に注目し、「この食材は体にいい」とか「何グラム摂取を推奨」といった言い方をされます。

一方、アーユルヴェーダでは、食事やダイエットも全体で考えます。

食べ物が口から入ってきて、消化され、排泄されるまでの流れを全体的に捉えるので、たとえ栄養価の高い物を食べても、精神的にストレスを抱えていて消化状態が悪ければ消化不良になり、腸内環境は乱れ、結果、排泄にも影響する……と考えます。

また、栄養1つとっても、それぞれの栄養素が作用し合ってどう吸収されるかが変

わるので、サプリとして単体の栄養素をとることも、必ずしも推奨しません。

摂取した栄養素がそのまま吸収されるわけではなく、どういう組み合わせで食べたか、また、どんな体の状態で食べたかで、体への吸収率は異なると考えるのです。

ここでも、全体性、それぞれの相互作用が重要であるという考え方が見られます。


この「全体を見る」という考え方が身につくことで、恋愛でも仕事でも、「全体の調和」を意識して動くようになり、私は結果的にそれぞれの面で、いいパフォーマンスを発揮できるようになりました。

自己中心でもなく、自己犠牲でもなく、「調和」を第一に考えることで、自分も周りも幸せになるのです。

この「在り方」によって、私は生きるのがグッと楽になりました。

周りに合わせたり、自己主張したりしなくても、「全体がいい方向へ」と考えて動くほうが、物事もうまく進むし、自分の幸福度もアップするのです。

一度、この「在り方」が身につくと、人生もグングン進んでいきます。

では、第2章からはいよいよ、具体的なカテゴリーごとに、私がどうやって「在り方」を変えていったかを解説していきます。

もし、あなたが「なかなかいいパートナーに巡り会えない」「苦手な人が周りにいて、ストレスを感じている」「仕事がつまらないし、このままでいいのか不安」といった悩みを抱えているなら、この「在り方」が、今の状況をガラッと変えるきっかけになるかもしれません。

繰り返しますが、自分が変わることが、周りの環境を変える一番の近道です。

「もし清らかな心で生きている人がいたとしたら幸福はその人の後についていく」

（ブッダの言葉より）

第2章

アーユルヴェーダで、最高のパートナーシップを創り上げた

～あらゆることを試して辿り着いた、本質的な方法～

3つのルールで、悩む恋愛からは卒業する！

ここまで、私のアーユルヴェーダとの出会いと、アーユルヴェーダがなぜ人生を好転させるのに役立つのかについてお伝えしてきました。

第2章では、「恋愛」というトピックを取り上げて、あなたが最高のパートナーシップを築くためのアーユルヴェーダ的な「在り方」の3つのルールをお伝えしていきます。

私はアーユルヴェーダを専門にしていますが、実は健康の相談と同じくらい、恋愛やパートナーシップの相談をよく受けます。

恋愛で失敗を繰り返す人、あるいはパートナーとの関係が悪化している人は、次の3つのルールを頭に入れておくと、つらい恋愛から抜け出せるかもしれません。

ルール1　いい男はいい女を選ぶ
ルール2　結局、外見は大事。でも外見は中身とイコール
ルール3　体質を知れば、勝手に「好かれる女」になる

では、どうすれば自分にピッタリの人と出会い、しかもその人といい関係を長く築き上げていけるのか。

その答えを、私の失敗談&経験談とともにお伝えします。

ルール1　いい男はいい女を選ぶ

※本書では便宜的に、読者の方は女性が多いと想定し、その恋愛対象となる方は男性が多いと仮定して、お伝えします（というのも、私の講座の受講生の9割が女性で、そのお相手が男性であるケースが多いからです）。

私自身は、同性愛やバイセクシュアルといった、いろいろなケースのご相談を受けていますが、本に簡潔にまとめるというときに、すべてのケースについて言及していると長くなってしまうため、男女関係に限ってお話をしていきます。

ただ、本質的には男性だろうと女性だろうと、パートナーに求めるものは共通しているように思うので、あまり性別のことは関係ないといえば関係ありません。

さて、まず、恋愛において「在り方」を変えるために捨てるべき思考が、「いい男がいない」という思い込みです。

この思い込みがあるせいで、多くの人は「理想の男性」という幻想を追いかけて無駄な時間を過ごし、付き合ってみたはいいものの、「思っていた人と違った」と別れを繰り返すことになるからです。

13カ国の人と付き合った結果……

何を隠そう、私自身、10代～20代は「いい男がいない」と恋愛ジプシー（彼氏ができても長続きせず、すぐ次の人へ乗り換えてしまう人のこと）を繰り返していました。

と言っても、私の場合は恋愛に刺激を求めていたわけではなく、自分に自信がないために、段々と疑心暗鬼になって恋愛がうまくいかなくなり、1つの恋愛が終わっては「自分にないものを持っている人」を追いかけ続けて、出会いと別れを繰り返し、結果的に「恋愛ジプシー」になったのでした。

もともと、私は姉妹の末っ子として生まれ、超がつくほどの人見知りだったため、小学生~中学生までは男の子と話すこともできないくらいの奥手でした。

その割にはロマンチストなので、少女漫画や映画を観て「いいな~、いつかこんな恋愛がしてみたい」と、恋愛に対する憧れを人一倍抱いていた少女だったのです。

実際は、話しかけられるだけで頭が真っ白になって、しばらく心臓のドキドキが収まらないくらい、男の子と話すのが苦手だったのですが……。

そんな私ですが、根っからの勉強家なので、死に物狂いで外見を磨いたのと同じように（17ページ参照）、高校生になってから、「恋愛」「モテ」についても猛勉強をします（笑）。

モテる女の仕草、好印象を持たれる女性の会話術、男性をドキッとさせるテクニック、などなど。

いろいろな「モテ本」をリサーチし、笑顔の練習をしたり、ダイエットに励んでみたり、とにかく、モテ本に書いてあることは文字通り「忠実に」再現しました。

余談ですが、この**「本に書かれているアドバイスは、まず愚直に、すぐ行動に移してみる」**というのは、今でも何か新しいことを学ぶときには大切にしています。

「本当かな？　恥ずかしいな、面倒くさいな」と考えている時間がもったいない！

まずはやってみて失敗経験を積むことも大事な学びなのです。

さて、「モテ」についても猛勉強し始めると、努力が徐々に実り、高校2年生のときに、初めての彼氏ができました。

相手は年上でハーフのイケメン。

「小学校や中学校では、外見で周りからからかわれ、地味で目立たない存在だった私が、こんな人と付き合えるなんて！　やっぱり、努力と行動は裏切らない！」と、今までの努力が誇らしく思えました。

そこからさらに実践を積み、「モテ」のコツをつかんだ私は、大学生になる頃には、同時期に3名の男性、しかもそれぞれのコミュニティで人気のある男性から告白されるほどに、「モテる女子」としての技術を身につけたのでした（この経験から得たモテるポイントは後述します！）。

私の「研究」はさらに続きます。

この頃は、巷にあるひと通りの恋愛テクニックはすべて目を通して実践ずみだったので、今度は男女問わず人気のある周りの女友達を観察して、彼女たちがやっていることを真似してみました。

いつも笑顔を絶やさず、眉毛が動くほど表情豊かにする、自分から話しかける、自分の趣味を持つ、などなど。

そうやって、恋愛テクニックを磨いていった私は、たくさんの男性とお付き合いをすることができたのですが、裏を返せば、なかなか1人の人と長続きせず、長くて1年、短いと数ヶ月と経たないうちに関係を終わらせることが続いていました。

「私の運命の人は、日本にはいないのかもしれない……」

そう思って、今度は大学生になってアメリカ留学したのをきっかけに、さまざまな国の人とお付き合いをするようになるのです（アメリカは世界各国からの留学生が多く、いろいろな文化を背景に持つ方と多く知り合えました）。

今思えばツッコミどころ満載なのですが、当時の私は真剣そのもの。

「もっと男性心理を理解しよう」

「もっと男女ともに愛される外見を手に入れよう」

と、研究に没頭するように恋愛を繰り返していたのです。

そうこうするうちに、気づいたらなんと13カ国の男性とお付き合いをしていました！

周りの友人によく「今まで何人と付き合ったの？」「何カ国の人と付き合ったの？」なんて聞かれるので、改めて数えてみたら、まさかの2桁超え……。

しかも実際は、フランス人では3名とお付き合いをした、などと合計の人数はさらに多いのです……。

「すごいね、モテるね！」なんて周りの友人は面白がっていましたが、私からすると、ただそれは恋愛テクニックをマスターした優等生というだけ。

むしろ、そんなに取っ替え引っ替え付き合っているのに、いまだに1人の男性から死ぬほど愛されることのない自分は、やっぱり女として価値が低い、高望みしているだけの女なんだ……とショックを受けていたのです。

高スペック男性を狙うと失敗する理由

そうこうしているうちに、周りでは結婚する友人が増えてきて、いよいよ私は、真剣に「自分の何がいけなくて恋愛が長続きしないのか」を考えるようになりました。

そして、気づいたのが、私は男性を「スペック」で選んでいる、ということでした。

もともと、男性と話すだけでもハードルが高かった「元・男性恐怖症」の私は、恋愛に関しては中途半端な気持ちで向き合えず、毎回付き合うたびに「この人と絶対結婚する！」と全力投球で向き合っていました。

ですが、今思えば、純粋に恋愛をしていたのではなく、外見にも性格にも自信がなかったために「素敵な人から愛される」ことで、「自分も素敵な人なんだと周りから認められたい」と思っていたのです。

その結果、どうなったかと言うと、私は誰かを好きになる度に、相手の「外見」「職業」「年収」「周りの交友関係」を、以前に付き合っていた人と比較していました。

いわゆる「スペック」で付き合う人を選んでいたのです。

振り返ると、相手の男性には大変失礼な向き合い方をしていたな、と思います。

ですが、世の中の多くの人が、同じように相手の価値を「スペック」化して、外見や年収を数値化して比べているようです。

だからこそ、「高スペック」なんて言葉もよく見かけるのでしょうが、スペックとは、本来、「性能」とか「仕様」という意味で、電化製品などに対し「このパソコンは高性能である」という意味で、「スペックが高い」なんて言います。

でも、人の気持ちは機械ではないので、性能（スペック）を比較して好きになる、あるいは嫌いになるなんてことはないのですよね……。

そして、外見も年齢も仕事も年収も、いつかは「失うもの」です。

アーユルヴェーダの考えと通ずるところの多い仏教の教えでも、これらの外見や年齢、仕事などは、永遠不変のものではなく、必ずいつか失うこともあれば衰えることもある儚いもので、**「幻であり、本質ではない」**と言われます。

その人の本質ではなく、その人を飾る、肩書きや地位といったところを見ていたので、その愛も当然、もろく、儚いものです。

本で例えると、表紙の装飾のきらびやかさばかりを見て、いつまで経っても、本の中身を読み始めないような感じでしょうか。

こんなふうに、真剣に相手の深いところ、弱いところまで向き合っていなかったので、本当の意味で愛し合うことなど不可能でした。

「出会いの法則」を理解して、自己研鑽に励み始めると……

そうして、自分がいかに薄っぺらな恋愛しかしてこなかったのか思い知った私は、**「お互いに本質と向き合える人と出会わないといけない」**ということを理解しました。

そこで、次に出てきた問題は、「若さや見た目の派手さではなく、本質的に『いい女』にならないと、同じように素敵な人と出会えない」ということです。

すでに当時、薄々気づいていたのですが、周りの素敵なカップルは、だいたい、2人の人間力が同じレベル、つまり似た者同士がくっついています。

例えば彼のほうが、顔はそこまでかっこよくなくても、仕事ができて、人望も厚い男性だとしたら、お付き合いしている彼女は、キャリアタイプではないけど、外見がおしゃれで、社交的な性格で男女問わず人気者の女性……というように、一見すると似ていない2人のようでも人間的な**「魅力レベル」**が釣り合っているのです。

つまり、自分にふさわしい「いい男」と出会うには、アプリでたくさんの人と出会うのではなく、まず、自分自身が「いい女」になることが、遠回りのようで実は最短距離、ということです。

これを私は**「出会いの法則」**と言っています。

理想のパートナーと出会える人と、そうでない人の差は、「出会いの法則」を理解

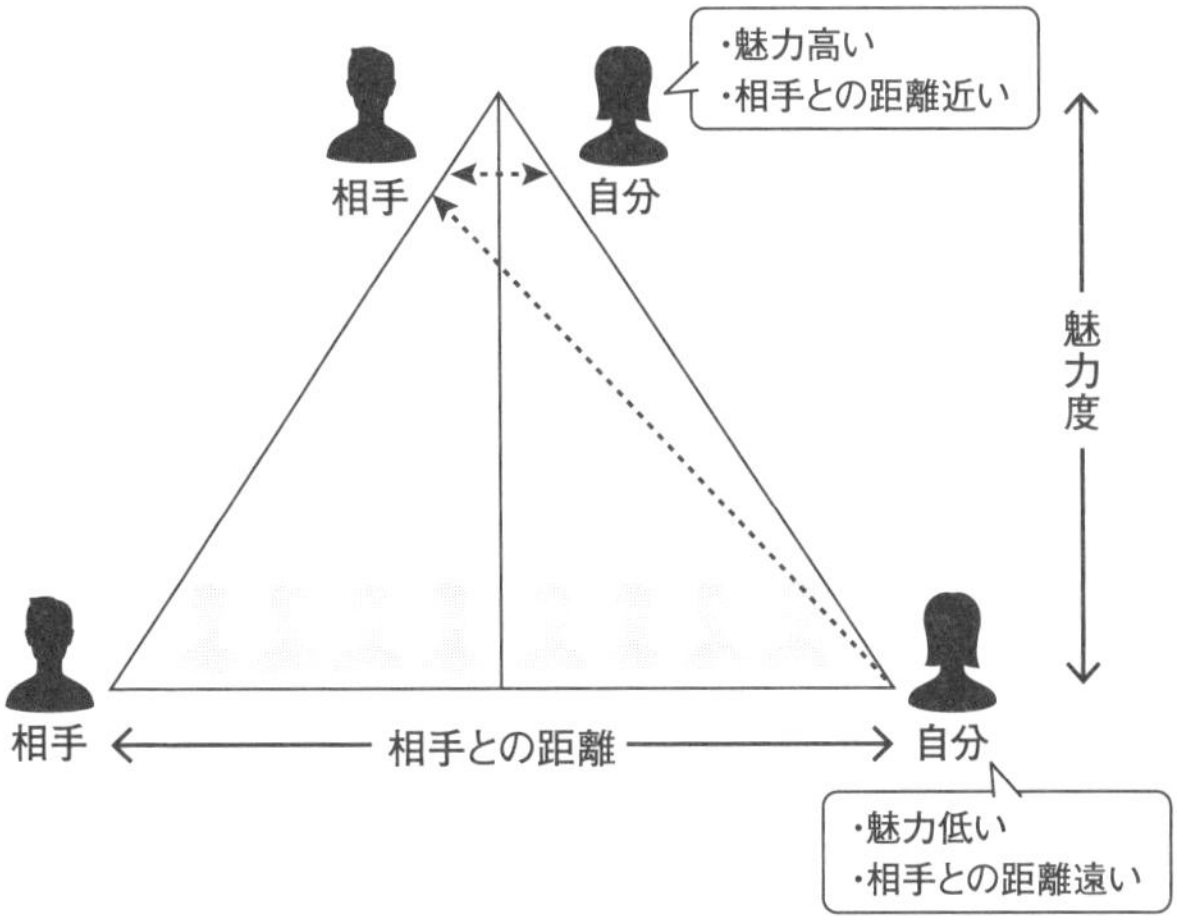

し、実践しているかどうかの違いだけです。

上の図を見てください。

上下が魅力度の高低を表し、横の軸が自分と相手の距離を表しています。

自分の魅力が低いと同じレベルの人と出会うことは容易ですが、魅力度が高い人と出会うのは難しいです。

山で例えると、ふもとにはたくさんの人がいてふもとにいる人と出会うのは容易ですが、頂上にいる人と出会うのは難しく、逆に頂上に行くと、頂上にいる人同士で出会いやすいということです。

したがって、自分の魅力が高まれば、自然にそういう人との距離も縮まり、より出会うようになっていく、ということです。

くどいようですが、この魅力度とはもちろん、外見や年収などのスペックの話ではありません。

「より、本質的に物事を捉えられるか」

「心が純粋で自分と真剣に向き合ってくれるか」

「自分と価値観が合っているか」

という、人間的な魅力のことを指しています。

人によって何に魅力を感じるかは異なりますから、それぞれ自分独自のピラミッドを持っているというイメージです。

自分が相手のスペックに振り回されることなく、心が美しく、賢い人と出会うには、自分も同じように本質的な魅力を磨き続けるしかありません。

私は、この「出会いの法則」を理解してから、小手先のモテテクニックは一旦置いて、人間的に魅力のある女性になることを目指すようにしました。

以前よりも多くの本を読み、ヨーガ哲学や仏教の勉強をしたり、その当時、働いていた会社の仕事に全力で取り組んだり、「どうしたらもっと人に喜ばれるか？」と考えたり、少し背伸びをしてハイブランドの時計を買ってみて、質のいいものに触れてみたり……。

とにかく、経験や知識を深めるために自分の時間を使うようになったのです。

「人間的な魅力を高めるなんて、難しそう」

もしかすると、そう感じるかもしれません。

しかし、人間的な魅力を磨くトレーニングは非常にシンプルで、たった2つの考え方でできると思っています。

1つは、新しいことを学び続け、固定観念を捨て、視野を広げること。

もう1つは、目の前の人と真剣に向き合い、その人から学ぶべきことを全力で吸収すること。

それを繰り返すことで、結果的に出会いの幅も広がるし、視野が広がるので、人をパッと見のイメージで判断することもなくなります。

この「人間的な魅力を深めるトレーニング」ですが、詳しくご紹介するととても長くなってしまうので、ここでは特におすすめのものをまとめておきます。

・旅行に行くこと（日常を抜け出すことで、いろいろな世界観に触れられます）。
・アーユルヴェーダやヨーガ哲学など、普遍的な真理を学ぶこと（本質的なものの見方が養われます）。
・一流のものに触れること（演劇、ファッション、料理でも、本物に触れることで、感性が磨かれます）。
・人の悩み相談に真剣に答えること（人と全力で関わる経験は、感情や知識など、さまざまなものを得ることができます）。
・健康のために投資をすること（いい精神は、いい食事や適度な運動から作られます）。

ルール2 結局、外見は大事。でも外見は中身とイコール

しかし、「本質が大事」と言っても、「外見はどうでもいい」という意味ではありません。

むしろ、外見から、内面のさまざまなことが相手に伝わってしまいますから、外見にこそ、気を使うべきです。

服装や身だしなみといった部分ももちろんその人の価値観やセンスを表しますが、男女問わず、人気がある人に共通する外見の特徴があると思います。

それは、髪・肌・目が輝いていることです。

よく〝モテ本〟などでも、髪や肌の輝きは重要なポイントとして語られるのですが、一説によると、私たち人間も動物ですから、**「生殖本能として無意識に健康的な異性（同性）に惹かれる」**ということのようです。

「よりよい遺伝子を残したい」とか**「生物的に強くて元気な人をパートナーにしたい」**と望んでいるということですね。

そうでなくても、美しい髪や肌の輝きは、その人が健康に気を遣い、丁寧な暮らし

をしていることを物語ります。

また、精神的にも健康でないと、肌や髪に現れますから、メンタル面での安定も見て取れます。

目の輝きは、その人が毎日をイキイキと生きているのか、楽しんでいるのか、といったことを語ります。

毎日がつまらないと感じていたり、忙しすぎてストレスが溜まっていると、目はうつろになり、力を失うものですが、力強い輝きを持った瞳は、その人の人生が充実していることや、情熱や希望を持って生きていることを示します。

「オージャス」のある人は、誰よりも魅力がある

これらの体のパーツの輝きは、アーユルヴェーダでは「**オージャス**」という概念で考えることができます。

オージャスとは、体を病気から守り、その人に幸福感や輝きを与える生命エネルギーです。

目には見えないもので、アーユルヴェーダ特有の概念なので、何かに例えるのは難しいのですが、黄金色に輝き、心身を不調から守るエネルギーと言われています。

ですので、私の中では、免疫力＋オーラのようなイメージです。

オージャスがある人は、病気になりにくく、心が穏やかで慈愛に満ちていて、いい香りがすると言われます。

さらに、黄金色の光をまとい、肌や髪、瞳が輝くように美しいと言われます。

まさしく、究極のモテる人とはオージャスがあふれる人ではないでしょうか？

あなたの周りに、男女問わず、年齢に関係なく、イキイキとしていて、内側から輝きを放っているような人はいませんか？

そういう人は、きっとオージャスにあふれている方です。

オージャスがある人は、髪や肌といった素材が美しいので、シンプルなシャツにジーンズでも、とっても素敵に見えます。

私は外見のコンプレックスがあった学生時代から、**「本当に綺麗な人というのは、派手なメイクや凝った髪型で飾り立てた人ではなく、姿勢がよく、無駄のない体のラインで、シンプルな格好でもすっぴんでも、魅力的な人」**だと思っていました。

なので、このアーユルヴェーダのオージャスの概念を知ったときに「まさにこれが私がなりたかった本当の美人だ！」と思ったのです。

では、どうすればオージャスを増やせるかというと、特に重要なのは**「食事」**です。

私たちが食べ物を食べると、食べ物が消化器官で消化され、そして、その消化された栄養素は腸から吸収され、全身を巡ります。

続いて、血流に乗って全身に渡った栄養素は、細胞に栄養を与え、肌や髪の毛、骨や筋肉などを作ります。

このとき、食べ物が消化されてできた栄養から、最後に作られるのがオージャスです。

食事が偏っていて栄養が不十分な人は、オージャスを作る材料がありません。

あるいは、食事をしっかりとっていても睡眠不足やストレスで腸内環境が乱れていたら、消化が不十分になり、やはりオージャスがうまく作られません。

ですので、オージャスが作られる条件には、

①バランスよく、栄養豊富な食事をとっていること

②過度なストレスを抱えたり、不規則な生活を送っておらず、腸内環境が整っていること（消化力があること）

この2つが重要になってきます。

結局、外見を磨こうとすると、まず内側、つまり体内の状態やメンタルの状態、日常生活が整っていることが必要になってくるのです。

私は、多くの失恋を経験してから、一旦、理想の男性探しはやめて、自分の外見と内面を磨くことに専念しようと決めたのですが、自分磨きの一環としてアーユルヴェーダの習慣を取り入れた結果、外見と内面が同時に整っていきました。

つまり、体質改善をした結果、精神的にも大きな変化があったのです。

食事を変え、早起きし、セルフマッサージをした結果、髪と肌が綺麗になり、体型も余分なむくみが取れました。

そして、体が変化すると同時に、精神的にもイライラしにくくなりました。

外見を輝かせるには、体の内側を健康にする必要があります。そして内側が整い、それに伴って外見が変化してくると、自信がつき、精神的にも穏やかになります。

逆に外見を磨こうとメイク用品を片っぱしから試したり、洋服を毎月たくさん買ったり、無理なダイエットに励んだりしていたときの自分は、輝きがなかったし、心にも余裕がなかったな、と感じます。

したがって、モテる外見を手に入れたいなら、まず健康になったほうがいい。

強く、そう思うのです。

では、ここで、外見を磨くための、アーユルヴェーダの健康法をいくつかご紹介します。

まず、食べ方においては、「完全に消化させる」ということが最も重要です。

53ページでも書いた通り、いくら質のいい食べ物をバランスよく食べても、消化ができていなければ、体のパーツも最終産物であるオージャスも作られません。

アーユルヴェーダにおいては、「あなたは食べたものからできている」ではなく、**「あなたは消化されたものからできている」**なのです。

拙著『私がきれいで幸せになる　アーユルヴェーダの浄化のしかた』（Gakken）でもアーユルヴェーダの「体内をデトックスする食べ方」については詳しく書いていますが、この消化に負担をかけない食べ方は、アーユルヴェーダの習慣を取り入れて綺麗になるために必須なので、ここでも簡単にご紹介します。

食事は、その前に食べたものを消化してから

まず、「何を食べるか？」の前に「いつ食べるか？」が重要です。

アーユルヴェーダでは、食事をする最適のタイミングは**「前の食事が消化されたとき」**とされています。

お腹が空いていないのに「食事の時間が来たから」と、なんとなく食べていないでしょうか？

前に食べたものが消化されていないのに食べてしまうと、前に食べた食事が未消化のまま腸内に送られる原因となります。

すると、未消化物のアーマが腸内から吸収されてしまいます。

アーマとは、サンスクリット語で**「未消化物」**を指し、現代的に例えると**「毒素」**です。

未消化物質（アーマ）は腸内から吸収され、血管に入り、全身を巡ることで全身を汚します。

アーマが頭に行けば頭痛を引き起こし、関節に行けば関節痛となり、血を汚せば肌荒れになります。

アーユルヴェーダでは、**「すべての不調はアーマが原因で生じる」**と考えるほど、体にとっては厄介なものなのです。

このアーマを作らないように、体内が消化をしているときは、消化にエネルギーを

使うことを優先させ、新しく何かを食べないことが重要です。

最近では、16時間断食やファスティングなどの本も多く出ていますが、アーユルヴェーダでは食間の時間を空ける重要性を何千年も前から説いていました。

「ちょっとお腹が空いたかな？」と思っても、すぐに間食に手を伸ばさないようにしましょう。

一旦、体の声を聞いて、**「本当にお腹が空いていたら食べる」**ということを意識するだけで、消化器官への負担がぐっと減ります。

また、もう1つ忘れてはいけないのが、朝と夜はほとんどの人にとって消化力が弱くなる時間帯だということです。

消化力が弱くなっている時間帯に、消化しづらいものを食べると、それも未消化物になりやすいです。

そのため、消化に負担がかかるようなものは、朝食や夕食に食べるのを避け、できるだけランチとして食べるようにしましょう（具体的な例は後述します）。

そして、食事はお腹が減ってからとるようにしましょう。

お腹が減った状態というのは、頭で「食べたい」と思ったときではなく、お腹がグーッと鳴って、胃が空っぽになったような感覚がある状態のことを指します。

消化力がかなり弱っていて「久しくお腹が空いたという感覚がありません」という方は、毎回の食事に生姜を少し入れるか、食間にジンジャーパウダーを小さじ1／4入れた白湯を1杯飲むようにしてください。

また、消化力が弱っている人のもう1つの特徴に、お腹が空く時間が不規則なために、「お腹が減ってから食べる」ようにすると食事の時間がバラバラになってしまうということがあります。

食事の時間が不規則になることも、アーマを作りやすいので避けるべきです。

では、どうすればいいかというと、

「次に食事をするタイミングでお腹が減るくらいの量だけを、前の食事で食べる」

という逆算の思考を持ってください。

例えば、いつも朝食にゆで卵とトースト1枚を食べている人が、12時の昼食の際にまだお腹が減っていないのなら、朝はトーストをやめ、ゆで卵1つだけにしてみる、ということです。

「食事の量が減ると栄養が足りなくなるのでは？」と思われるかもしれませんが、きちんと消化がされなければ、食べたものは（栄養ではなく）毒素として体内に溜まります。

実際に、過去の受講生で、一所懸命に食べても痩せてしまうと悩んでいた女性に、**「消化できるだけの量を食べる」**ということを実践してもらった結果、食事の総量は減りましたが、体重が増え、こけていた頬がふっくらしました。

これは食べる量が減った分、消化効率がよくなり、栄養の吸収が高まったためです。

そして、1日で一番ボリュームのある食事は、できる限りランチにしましょう。

アーユルヴェーダで最もランチに適した消化力の高い時間帯は、午前10時～午後2時の間ですので、できる限り、その時間にお昼休憩をとるようにして食べるといいです。

そして、朝と夜は消化力が低下しますから、消化に負担のかかるものは避けます。消化に負担のかかるものとは、肉、魚、乳製品、油を多く使ったもの、小麦、パンやクッキーなどの乾燥した食べ物、冷たい食べ物です。

朝にヨーグルトやパン、ベーコンなどを食べたり、夜にパスタを食べるのは、消化にはよくありません。

消化に優しい食べ物とは、野菜と果物、そして汁物（おかゆ含む）です。

とはいえ、夜におかずとして肉や魚を食べることはよくあると思いますので、「消化に負担のあるものは食べてはいけない」と考えるのではなく、**「消化に負担のかかる食材の割合を減らして、その分、野菜や果物を増やす」**というようにバランスで考えるといいです。

例えば、夜に生野菜サラダ（冷たい食べ物）、牛丼（肉が多い）を食べるのではなく、具だくさんの味噌汁（温かい汁物、野菜が多い）に、少量の鶏肉のおかず（肉を減らす）、ご飯という組み合わせにするというイメージです。

体質に合わないことを避ける

アーユルヴェーダ的に外見も内面も綺麗になる習慣の2つ目は「体質に合わないことを避ける」ということです。

私の著書を読んでくださっている方にはおなじみかもしれませんが、まだまだ一般的には**「どんなにいい健康法でも体質に合っていないと逆効果になる」**という考え方は知られていません。

そもそも「1人ひとり異なる体質がある」ということも、私自身、アーユルヴェーダに出会うまでは知りませんでした。

自分の体質に合わない食べ物を控えるようになって、私がまず変わったのは、肌荒れがなくなったことと、体型がスリムになったことですが、それに加えて変化したのが、イライラしにくくなったことです。

もし、「怒りたくないのにイライラしてしまう」とか「やる気が出なくて困っている」ということがあるとしたら、性格の問題ではなく、体質に合わないものを食べていることが原因かもしれません。

アーユルヴェーダにおいては、体質に合わない食べ物を食べることもアーマができる原因になります。

そして、アーマは体の不調を作るだけでなく、メンタルにも大きく影響します。

なぜなら、私たちの脳の働きは腸内環境に大きく左右されるからです。

言い方を変えれば、自分の体質を知り、体質に合ったライフスタイルを送れば、今よりもっと外見がよくなるだけでなく、精神的にも、より本来のあなたらしい、いい部分が引き出されるということです。

加えて、パートナーシップにおいては、付き合うパートナーの体質を理解することも重要です。

その点については95ページの「ルール3　体質を知れば、勝手に『好かれる女』になる」で詳しくお伝えします。

では、あなたの体質は一体、なんでしょうか？

そしてどんな特徴があるのでしょうか？

アーユルヴェーダの体質には大きくわけて3つありますが、どの体質になるかは3つのエネルギーのバランスによって決まります。

この3つのエネルギーが、体内にある生理作用を起こしており、例えば循環機能、排泄機能、消化機能、神経伝達機能などの人間の基本的な仕組みを司ります。

3つのエネルギーすべてが生命の機能として不可欠ですので、すべての人が3つのエネルギーを体内に持っているというわけなのですが、人によってどのエネルギーが強いかというバランスは異なります。

エネルギーを色に例えるなら、すべての人は赤色・青色・黄色の3色を持っているけど、赤が強いのか、青が強いのか、はたまた黄色が強いのかによって、混ぜてできた色が異なる……というイメージです。

「赤が強ければ赤タイプの体質になる」というように、エネルギーの強さで体質が決まります。

これら3つのエネルギーのことを「ワータ」「ピッタ」「カパ」と言います。

・ワータ――風のようなエネルギー。動き、軽さ、乾燥性、不規則性がある。
・ピッタ――火のようなエネルギー。熱さ、激しさがある。
・カパ――水&土のようなエネルギー。冷たさ、重さ、油性、安定性がある。

ワータとは、風のようなエネルギーで、運動エネルギーです。

そのため、体内では血液循環や排泄などの「動き」に関係した生理作用を担当しています。

ワータのエネルギーは、風のように軽く、動きがあり、乾燥性があり、不規則なので、ワータのエネルギーが強い体質の人は、これらの性質が心や体に現れます。

例えば、軽さは骨や脂肪がつきにくく、痩せやすい体として現れます。


ピッタとは、火のようなエネルギーで、消化・変換エネルギーです。

体内では食べ物を消化したり、情報を変換し、記憶するような働きとして現れます。

ピッタのエネルギーは、火のように熱く、触ると火傷をするような鋭さを持ってい

るので、ピッタのエネルギーが強い体質の人は、体温が高く、汗っかきで、また消化力が強いので食欲があります。

また、「情熱的で怒りやすい」というように火のような精神の側面を持っています。

カパとは、水&土のようなエネルギーで、結合エネルギーです。

土に水を加えると粘土のように粘り気が出て、いろいろな形に造形することができますよね。

それと同じようにカパのエネルギーは体内では筋肉や脂肪といったパーツを造形したり、また体液や関節として体の部分をつなぎ合わせるような働きをしています。

カパのエネルギーは水のように冷たく重いので、カパのエネルギーが強い人は、体が冷えやすく、脂肪がつきやすく、また精神的にものんびりしてマイペースになりやすいです。

以上が3つのエネルギーの概要ですが、ワータ・ピッタ・カパというサンスクリット語が覚えられないという人もいると思いますので、私はそれぞれのエネルギーの特徴を動物で例えています。

ワータは動き、軽さ、乾燥性、不規則性という性質を持つので、鳥のようです。体が軽くて、フットワーク軽く動きまわります。また、乾燥性は、羽ばたくと風が吹いて乾燥するイメージと結びつけると覚えやすいです。

ピッタは熱さ、激しさの性質なので、虎のようです。激しさは気性として現れ、怒らせると怖いです。また体内でも強い消化力として激しさが現れます。

カパは冷たさ、重さ、油性、安定性の性質を持つのでアザラシのイメージがぴったりです。

重くて、皮下脂肪が多い体もイメージに合いますし、どっしり寝転んであまり動かず、穏やかな性格も特徴です。

このように鳥・虎・アザラシで例えると、すっと頭に入っていくと思います。

では、ここであなたの体質をチェックしてみましょう。

アーユルヴェーダの体質は、本来、アーユルヴェーダ医師や資格を持った専門家によって、脈診や問診を使って診断がおこなわれます。

最近では病院で遺伝子検査を受けることができますが、イメージはそれに近いもので、生まれつきの体質を診断することで、その人のなりやすい病気や、避けたほうがいい食事がわかるのです。

診断には熟練の経験が必要ですが、ここでは簡易的なセルフチェックを用意いたしました。

69ページからのチェックリストで「今のあなた」がどのタイプに最も近いかを見て

みましょう。

私の今までの著書では、生まれつきの体質と現在の体質を分けて考えていましたが、ここでは特に「現在の状態」にフォーカスしてチェックをしていきます。

今の自分のドーシャ（ワータ・ピッタ・カパの3つの生命エネルギー）のバランスのことを**「ヴィクルティ」**と言います。

ヴィクルティは生活習慣や環境によって作られた今の心身状態を表します。

例えば「以前はそんなことなかったのに、最近太りやすい」という場合は、今は3つのドーシャの中で太りやすさに関係するカパ（アザラシ）のエネルギーが悪化しているということです。

今まさに増えて悪化しているエネルギーにアプローチをすることで、最短距離で外見と内面が整います。

※生まれつきの体質についてももっと詳しく知りたいという方は、拙著『アーユルヴェーダが教える せかいいち心地よいこころとからだの磨き方』（三笠書房）をチェックしてください。

ヴィクルティチェックテスト

現在のあなたの状態について、次の項目の中で、「当てはまる＝3点」「どちらでもない＝1点」「当てはまらない＝0点」のいずれかで回答してください。

最後に回答の合計得点を出して、どのエネルギーが最も高い点数かをチェックしてみましょう。

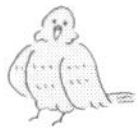

ワータ（鳥）エネルギー

・筋肉も脂肪もつきにくいほうである。 □点
・乾燥肌で年齢の割にはシワができやすいほうである。 □点
・便秘がちである。あるいは便が出ても乾燥して硬い便である。 □点
・ついあれこれ考えてしまい、常に思考している。 □点
・お腹にガスが溜まりやすい。 □点

合計□点

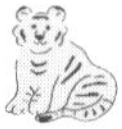

ピッタ（虎）エネルギー

・細身でもぽっちゃりでもなくバランスのいいプロポーションをしている。　□点
・ニキビができやすい。あるいは肌に赤みが出やすい。　□点
・どちらかというと下痢になりやすく、崩れやすく柔らかい便の場合が多い。　□点
・イライラしがち、または自分のペースを乱されるのが嫌。　□点
・体温が高く、汗っかきである。ほてりやすい。　□点

合計□点

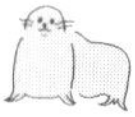

カパ（アザラシ）エネルギー

・太りやすく、丸顔である。あるいはぽっちゃりした体型である。　□点
・むくみやすく、足が重だるくなりやすい。　□点
・鼻が詰まりやすい、あるいは痰が出やすい。　□点
・眠気を感じることが多い。あるいは寝るのが好きで快眠である。　□点
・嫌なことがあっても溜め込んで言わない。あるいは自分を責めがち。　□点

合計□点

一番得点の多いエネルギーが、現在のあなたにとって最も乱れているエネルギーです。

合計得点が同じだった場合は、「当てはまる」にチェックをつけた項目が多いほうがより乱れています。

その項目数も同じである場合は、2つ、あるいは3つのエネルギーが同じくらい乱れているということです。

いかがでしょうか？

自分のタイプはわかりましたか？


次に、タイプごとに避けるべきこと、積極的に取り入れるべきことをまとめていますが、2つのドーシャが同じくらい乱れていた人は、両方のアドバイスを取り入れてください。

稀だとは思いますが、3つのドーシャが同じくらい乱れていた人は、チェック項目の中から「特に自分が改善したいと思うこと」が含まれるタイプへのアドバイスを優先してください。

私自身、この「体質に合った食生活」というものを実践して、今まで健康にいいと思って毎日食べていたものを、ほとんど食べなくなりました。

なぜなら、それは私の体質には合っていなかったからです。

私の講座でも、まずはお1人おひとりと面談をして、その人の体質に合っていない食事や行動をお伝えして、ライフスタイルを見直していただくようにしています。

特に食べる量を減らしたり、サプリをとったりしなくても、「自分に合わないものを控える」だけで、1ヶ月で体重が2キロも減り、しかも顔はやつれることなく、むしろ肌がふっくらとキラキラ輝き、白目が白く輝く……といったことが起こります。

散らかった部屋に綺麗な家具を置いても素敵に見えないように、整っていない体にサプリやプロテインを入れても効果は出ません。

まずは自分の体を汚す原因となる「体質に合わないもの」を控えることで、毒素の生成を防ぐことができるのです。

ワータ（鳥）タイプが避けるべきこと

食事

・冷たい食べ物（生野菜、冷蔵庫で冷やした飲み物or食べ物）
・乾燥性の食べ物（パン、パスタ、クッキー、せんべい、シリアル）
・芋類

行動

・寝不足（6時間以下。理想は8時間以上の睡眠）
・過度の運動（息があがるほどの運動）
・ながら食べ（テレビを見ながら食べたり、立ったまま食べること）
・トイレに行くのを我慢すること

ワータ（鳥）タイプが積極的に取り入れるべきこと

食事

・温かいスープ類

・炊いたご飯、おかゆ

・適度な油分がある食事（鶏肉、ギー）

行動

・瞑想

・入浴

・落ち着いて座る、ぼーっとすること

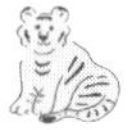

ピッタ（虎）タイプが避けるべきこと

食事

・辛いもの（唐辛子、スパイスを使った食べ物、生姜）

・油の多いもの（中華料理、揚げ物、牛肉）

・発酵食品（チーズ、漬物）

・酸味の強いもの（お酢、ピクルス、パイナップル）

・塩味の強いもの（スナック菓子、ソース、濃い味のものなんでも）

行動

・直射日光を浴びる、サウナに入るなど、体を温めること
・怒ること
・長時間の仕事（特にパソコンやスマホの画面を長時間見ること）

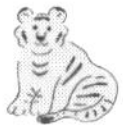

ピッタ（虎）タイプが積極的に取り入れるべきこと

食事

・牛乳
・冷性の野菜（きゅうり、レンコン、ごぼう、葉野菜など）
・ジューシーな果物（桃、ぶどうなど）

行動

・涼しい場所や、風通しのいい場所に行くこと
・笑うこと

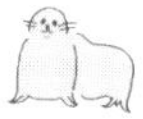

カパ（アザラシ）タイプが避けるべきこと

食事

・乳製品（牛乳、チーズ、クリーム、ヨーグルト、マヨネーズ、バター）
・小麦（パン、パスタ、ケーキ、クッキー）
・脂質の多い食事（牛肉、豚肉、ラーメンなど）

行動

・昼寝、遅起き
・運動不足

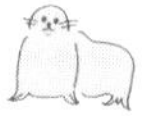

カパ（アザラシ）タイプが積極的に取り入れるべきこと

食事

・辛味があるもの（スパイス、生姜）
・苦味の野菜（ブロッコリー、ゴーヤ、葉野菜）
・豆腐

行動

・運動（1日15分以上）
・早起き

すべての体質の人が避けるべき食事

・加工食品（ハム、ソーセージ、ジュース、冷凍食品）
・添加物や農薬が入ったもの
・調理後に時間が経ったもの（レトルト食品、缶詰）

以上のことを控えるだけで、体調や精神の変化を感じるはずです。

「控える」という言葉を使っているのは、完全に断つ必要はなく、全体のバランスを少なめにする、という意味だからです。

何事もバランスです。

虎タイプの人でも少量のスパイスならむしろ健康にいいですし、アザラシタイプの人が永遠に乳製品を食べられないわけではありません。

同様に「積極的に取り入れるべき食事」というのも、そればかり食べて、ほかのものをまったく食べないのでは逆に不健康です。

まずは、今の生活を見直して、控えるべき食事の中にふだんよく食べているものがあったら、食べる頻度を減らしてみてください。

そして、体の変化を観察し、自分のちょうどいいバランスを見つけてみてください。

「今まで難しいと思って途中で挫折していたアーユルヴェーダが、アカリさんの本で初めて続けられました！」

これは、ありがたいことによくいただく言葉です。

「〇〇してはいけない」と強く思い込むのも執着です。

自分の心身の声を聞き、バランスよく、頑張りすぎないことも大切です。

続いては、「絶対にこれは押さえてほしい！」というアーユルヴェディックな習慣について書いていきます。

すでにアーユルヴェディックな生活を始めた人は実践していることばかりかもしれませんが、重要なことなので3つに絞って簡単に紹介させていただきます。

すでに実践している人も「素敵な人と出会うために」という視点で、もう一度アーユルヴェディックな習慣を見直すと、新しい発見があるかもしれません。

素敵な出会いは部屋作りから

まず1つ目が掃除です。

アーユルヴェーダでは、自分の体を清潔に保ち、体内を浄化するのと同じくらい、部屋の片付けが大事だと考えます。

アーユルヴェーダと起源を同じくするヨーガでも「清浄（シャウチャ）」といって、身の回りや心身を清らかに保つことが悟りへの道だと説かれます。

なぜ精神を高めるために片付けがいいかというと、集中力と行動力が高まるからです。

私たちは散らかった部屋にいると、気づかないうちに集中力を削られます。

いろいろなものが目に入ると「お皿、まだ洗ってなかった」「あ、ハサミをしまい忘れてた」と脳内で言葉が飛び交い、注意が引かれます。

そうして、気づかないうちに気力が奪われ、気疲れをしたり、やる気をなくす原因となります。

すると、怠惰な気持ちが生まれ、理想のパートナーと出会うために行動をすることも億劫になってしまうのです（出かけるのが面倒くさい……など）。

それだけでなく、部屋を片付けるとは、不要なものを置かないということです。

裏を返せば、部屋が汚い人は、自分にとって何が必要で何が不要かをわかっておらず、価値観が定まっていません。

これは、パートナー選びのときに致命的な欠点となります。

私の場合は、特に洋服の整理で自分の価値観が明確になりました。

自分はどういった人と出会いたいのか?

仕事ではどういう結果を残したいのか?

自分にそういった質問をすることで、「どんな男性にもウケるワンピース」や「無難なフォーマルスーツ」は手放し、代わりに、着たときに自分らしいと感じる「体のラインが綺麗に出る洋服」や、「少し背伸びして買った上質なジャケット」が残りました。

「保守的でおとなしい女性を好む男性より、私の仕事を応援してくれ、自分の仕事もバリバリ頑張る男性と、出会いたいな」と思っていたからです。

また、部屋を綺麗に保ち、「いつでもパートナーを招ける部屋にしておく」ということも重要です。

「チャンスは準備ができている人のところに訪れる」なんて言葉がありますが、その通り！

潜在意識的にも、「いつでも私は用意できています！」という気持ちでいる人と「部屋に来られたら困る！」と思っている人では、出会いの「引き」が大きく変わっていきます。

私は、シングルのときは常に「すでに理想のパートナーと生活をしている」というイメージングをおこなっていました。

なぜなら、それが潜在意識的に効果的だと知っていたからです（潜在意識の世界では「すでに望みが叶っている」という気持ちでいると、脳や体がその現実を叶えるために自動で動くと言われています）。

ですので、当時は一人暮らしでしたが、買ったベッドは2人で寝られるセミダブルのベッド。

食器も2セットずつ揃えていましたし、タオルやインテリアは男性でも好むようなシンプルなモノトーンのものを揃えていました。

極め付けは、「隣にパートナーが寝ている」と仮定して、そのセミダブルのベッドの真ん中ではなく、自分の左側を空けて寝ていました（笑）。

だって、すでに理想のパートナーと生活しているはずなのに、私が真ん中で寝るのはおかしいからです。

効果があったかのか証明はできませんが、実際に私がシングルの間に男性の出会いに困ったことはありませんでした。

お金もかからないので、ぜひお試しあれ！

「白湯&舌磨き」で体臭までクリーンに！

2つ目が白湯&舌磨きのセットです。

こちらも非常に簡単で、どんな体質、どんな年齢の人でも続けてほしいアーユルヴェーダの習慣です。

「体の浄化」というと、断食をする、デトックスドリンクを飲む、というイメージがあるかもしれませんが、特別なことをする前に、まず毎日舌磨きと白湯飲みのセットをおこなうのが効果的です。

舌磨きのやり方

舌磨きとは、文字通り、舌を掃除することです。

なぜ、舌を洗うのでしょうか？

私たちの体では寝ている間も消化器官が働き、その日に食べたものを分解し、吸収し、排泄の準備をしています。

その夜の消化活動の際に出た汚れが、朝に舌の表面に出てくる「舌苔」なのです。

朝起きて、まず自分の舌をチェックしてみてください。

もし真っ白な汚れがべったりついていたり、汚れが少し黄味がかっていたり灰色っぽかったら要注意です。

体内で消化しきれなかったアーマがたくさんあることを示しています。

アーマは悪臭を放ちますから、舌苔をそのままにしておくと口臭にも繋がります。

私はもともと虎（ピッタ）タイプなのですが、虎タイプの人は体臭が強くなりやすいという特徴があります。

私も例外ではなく、10代のときは体臭や口臭が気になり、常時、ミントガムを噛んだり、強いデオドラントを使っていました。

でも、舌磨きや、そのほかアーユルヴェーダの食生活を続けていたら、気づいたら体臭も口臭もなくなり、むしろ「いい匂いがする」と言われるようになりました（オージャスが増えてくるといい香りになると言われています）。

モテにはいい香りも大事なポイントですが、強いマウスウォッシュで口内の大切な菌を殺さなくても、舌磨きでデトックスができるのです。

逆に、舌磨きをしないでそのまま水を飲んだらどうなるでしょうか?

汚れがまた体内に飲み込まれてしまいますよね。

ですので、舌磨きは朝一番にやってほしいのです。

専用の「タングスクレーパー」という舌磨きの道具を使えば、力を入れずに広範囲で汚れを取り除けるのでおすすめです。

どんなタイプでも構わないと思いますが、私が使っているのは金属製で、U字ではなくV字の形のものです。

そのタングスクレーパーを使い、優しく舌の表面を数回こすり取るだけです。

終わったら水で口をすすぎましょう(やりすぎは舌を傷つけるので逆効果です)。

タングスクレーパーを使わない方法として、スプーンの凹んでいる側で同様にこすり取るという方法もあります。

白湯の飲み方

続いて、舌磨きの次におこなうのが「白湯を飲むこと」です。

アーユルヴェーダでは、私たちの体の中には体温を上げたり、消化をおこなう「炎」があると考えます。

そして、その炎をサポートするのが白湯なのです。

お腹の中に「かまど」があると想像してみてください。

何かを食べると、食べ物がかまどに入り、燃やされて消化されます。

白湯をはじめとした温かい飲み物や食べ物は、かまどの温度を下げないので、消化の炎が小さくなることはありませんが、冷たい食べ物や飲み物はかまどの温度を下げるので、食べ物が燃えづらくなります。

これが消化不良の原因の1つです。

朝食の定番メニューであるスムージーやヨーグルトは、体を冷やす食べ物なので、消化に負担がかかります。

また、消化に時間がかかる食べ物（ベーコンなどの加工肉やチーズなどの脂質の多い食べ物）も、焼却炉の中でなかなか燃えないゴミのようなものになりますから、消化の力を余計に消費します。

逆に、白湯は寝ている間に体温が下がった体を温め、1日の食事に備えるためにかまどに火をつけます。

毒素ができる原因は消化不良ですから、毒素を作りにくい体に整えるために白湯飲みは必須なのです。

白湯とは、水を温めたものです。

舌磨きをしている間に水を温めて白湯を作っておきましょう。

鉄瓶を使うと鉄分も取れますが、すぐに沸く電気ケトルでも構いません。

よく白湯の作り方を聞かれるのですが、白湯の作り方にこだわるより、温かいお湯で体内を温め、潤いを与えることのほうが重要です。

それより、水の質にはこだわってください。

水道水は消毒のための残留塩素や、水道管から出た不純物が含まれていますから、浄水処理をしたお水を使うようにしましょう。

体がほてりやすかったり、胸焼けしやすい人は、白湯を飲むと悪化することがありますので、その場合は常温の水を飲んでください。

最短で「自分史上最高」の自分に変わるオイルマッサージ

恋愛が苦手な人がよく「自分に自信がない」と言うのものですが、当然ながら周りから気づかれるほど外見が磨かれれば、自然に自信がついてきます。

そして、外見の変化が、最速で起こりやすいのがオイルマッサージなのです。

私も、このセルフオイルマッサージを10年以上実践しており、講座の受講生もほとんどの方が毎日の習慣にしています。

そして、習慣になった方は「すごい！　やめられません！」とおっしゃいます。

何がそんなにすごいかと言うと、アーユルヴェーダのセルフマッサージは主に未精製のごま油を使用するのですが、体にごま油の油性が与えられると、肌が潤う、体が温まる、食欲の暴走が抑えられる、などの効果があるからです。

その結果、

◆アーユルヴェーダでこんなに変わった

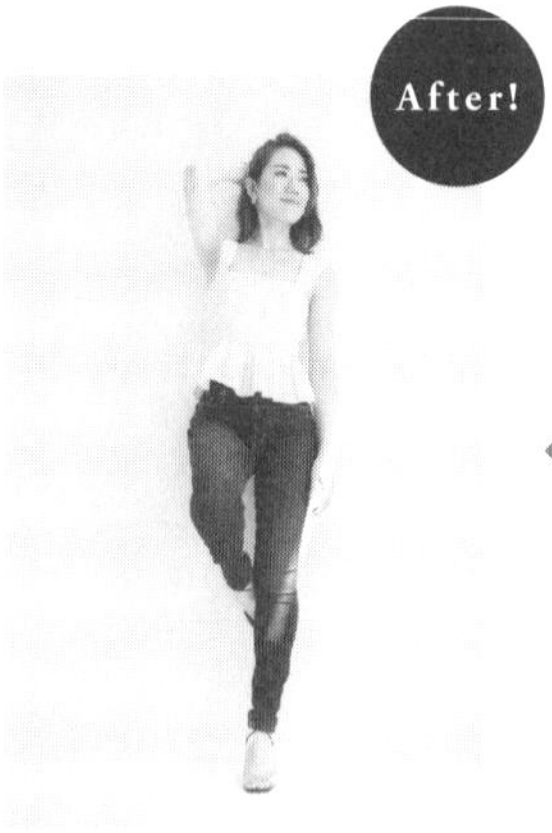

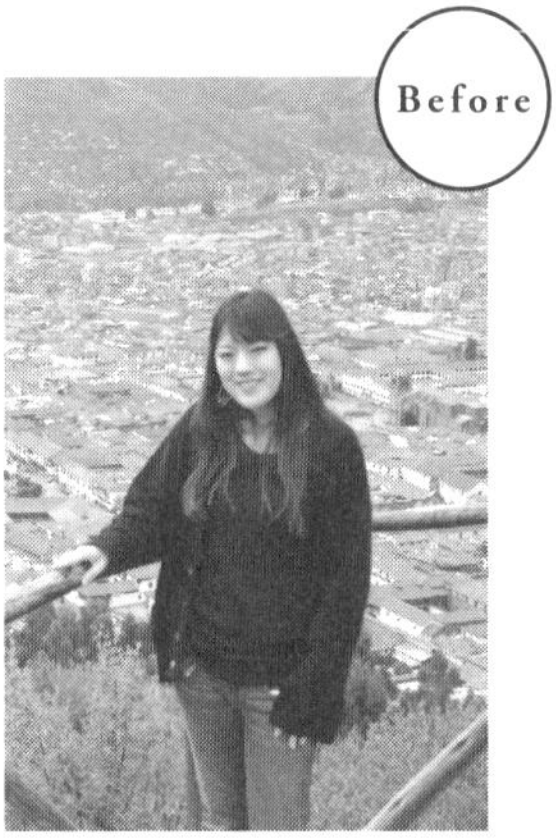

「乾燥肌が改善。肌がスベスベになった」
「体重が2ヶ月で8キロも減った」
などといった効果を実感するのです。

コツをつかんで自分に自信を持つ

私自身、オイルマッサージを始めて、むくみがとれ、顔は立体的に、目が大きくなり、脚は一回り細くなり、太くなりやすい二の腕も、細くなりました。

92ページからは、①むくみを取り、体のメリハリをつけ、内側も外側も自信が持てるようになることと、②肌をケアし、充足感や安心感を得ることを目的にしたマッサージを紹介したいと思います。

◆アーユルヴェーダで使うオイルについて

アーユルヴェーダでは、一般的に太白ごま油を使用しますが、その性質は温性のため、かゆみや赤みが出る方もいるので、その場合は、以下を参考にココナッツオイルやアーモンドオイルなどを使用しましょう。

太白ごま油	温性。体が冷えやすいワータ（鳥）タイプ、カパ（アザラシ）タイプに向いている。
ココナッツオイル	冷性。ごま油が合わない時に使用。赤みが出やすいピッタ（虎）タイプに向いている。

ごま油のキュアリング

太白ごま油は、キュアリングと呼ばれる加熱処理をすることで吸収がよくなります。

1 太白ごま油を鍋に入れ、弱火で加熱する。200～500mlくらいが作りやすい。

2 100度で15分ほど加熱し続け、火を止めて冷ます。高温になりすぎると油が焦げた匂いになるので注意。

3 冷めたら密閉容器に移す。常温で2ヶ月以内に使い切る。

美脚マッサージ１

むくみを取って巡りをよくして、スリムな脚を目指します。

1. 脚全体にオイルをなじませてから、足の裏をもんだり、足首を回す。

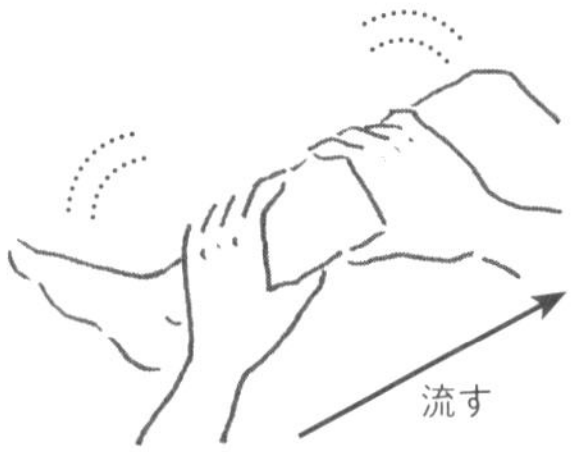

2. 片足を両手で握り、よく揉む。その後、骨に沿って膝裏へ、痛気持ちいい強さで流す。

3. 太ももも、2と同様に両手で揉み、その後、足首から脚の付け根まで痛気持ちいい強さで流す。

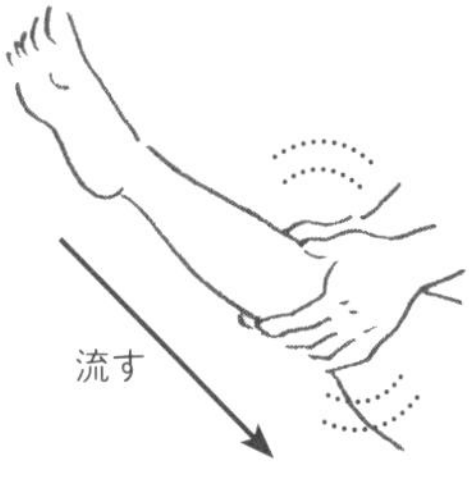

美脚マッサージ２

太もものむくみを取り、キュッと上がったお尻を作っていきます。

片方の足を前に出して曲げ、反対の足を引いて、アキレス腱を伸ばすようなポーズを作る。そのまま握りこぶしの第２関節あたりを使い、ローラーのように膝裏からお尻までほぐし流す。

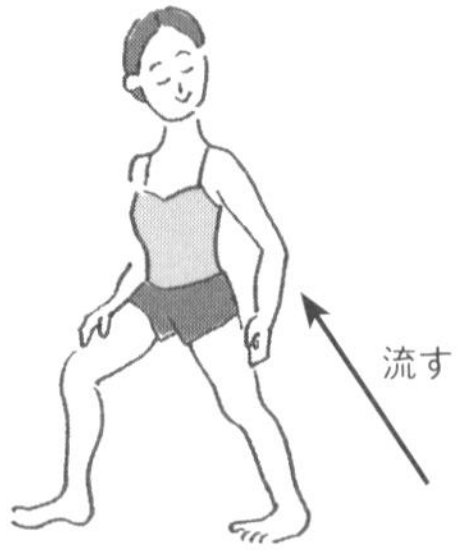

デコルテ・バストのマッサージ

固まったデコルテをほぐし、ふっくらとハリのあるバストを手に入れましょう。

1. 手をグーに握り、第2関節のあたりを胸筋の固く凝っているところに当て、優しくくるくる回し、軽くマッサージする。

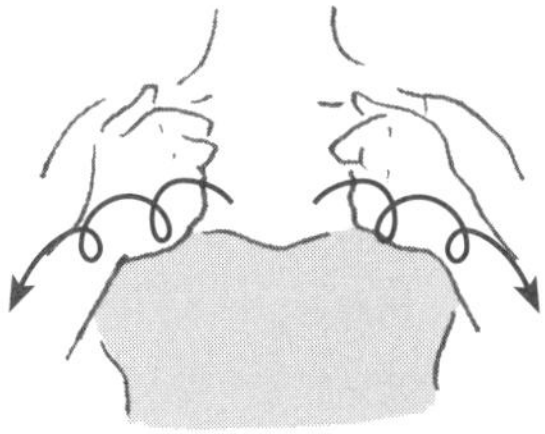

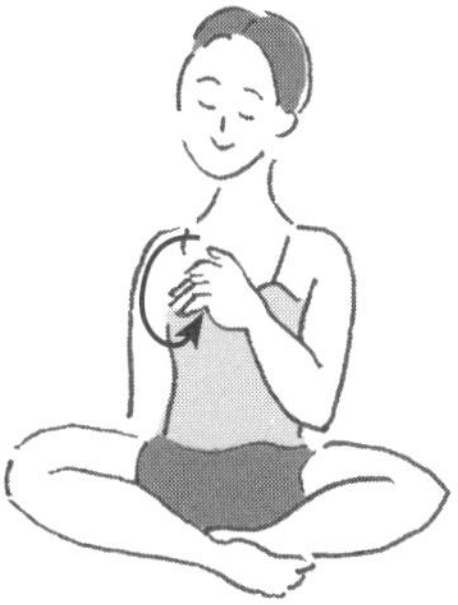

2. 片方の手のひらで胸を包み、母指球のあたりで円を描くように乳腺をマッサージするようなイメージで優しく圧をかける。

お腹のマッサージ

排泄を促すマッサージで、ペタンコお腹を自分で作っていきます。

両手のひらを重ねてお腹に置き、時計回りに大きく円を描いてマッサージする。お腹が1 ～2cm凹むくらいしっかり圧をかける（痛い場合は無理をしない）。

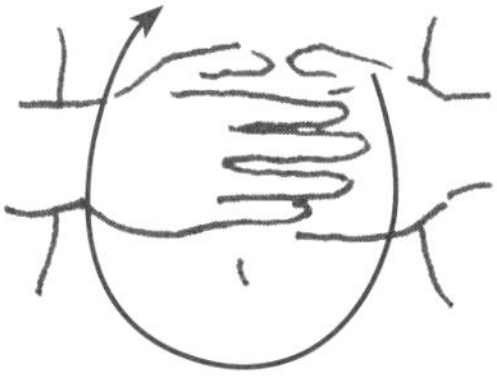

フェイスラインのマッサージ

エラまわりのコリを取り、立体的なフェイスラインに。

1. 顔全体にオイルをなじませ、握りこぶしの第２関節あたりを使い、フェイスラインの骨の1cmほど上の凝っている部分を、小さい円を描きながら揉みほぐす。

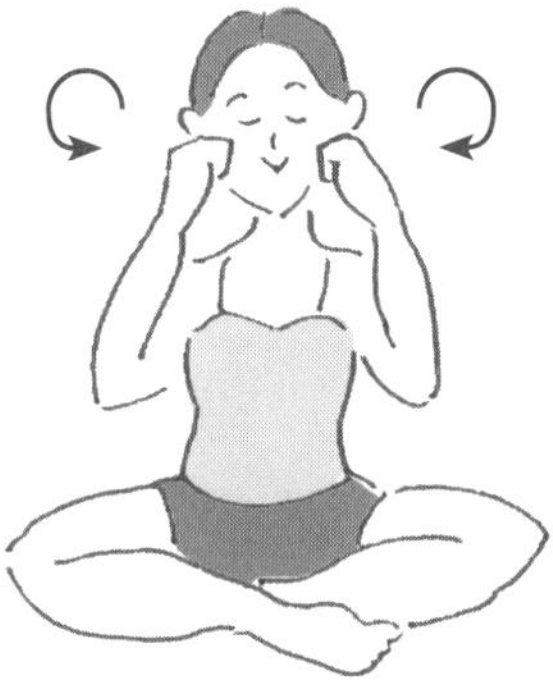

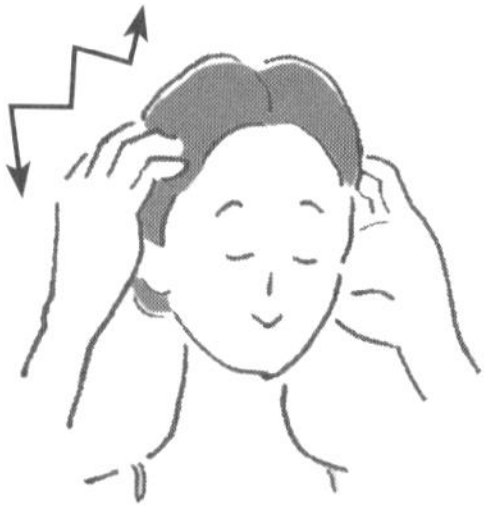

2. 側頭部に両手を置き、痛気持ちいい強さで、指の腹を使って側頭部をほぐす。

3. 側頭部をほぐし終わったら、そのまま両手を頭のトップ、後頭部と移動させながら、頭全体をほぐす。

オイルマッサージが終わったら、入浴するかシャワーを浴び、余分なオイルを洗い流します。

ルール3 体質を知れば、勝手に「好かれる女」になる

ここまで、外見と内面を磨いてきましたが、最高のパートナーシップを築くために絶対に知っておいたほうがいいことがあります。

それは、体質ごとの「人との付き合い方」です。

すでにお話ししたように、アーユルヴェーダの体質とは、なりやすい体型、肌質や髪質など体に関することだけでなく、「こういう性格になりやすい」とか「この体質の人はこういったものを好む傾向がある」というような精神的な傾向も含みます。

例えば、私は、虎（ピッタ・火）タイプで、根っからの情熱的なタイプ（アーユルヴェーダの体質については、64ページと98ページ参照）。恋愛に優先順位を高く置きがちで、パートナーにもそれを求める傾向があります。

こういった体質ごとの特徴を理解しておけば、恋愛相談でよくあるような「私ばっかり連絡をしていて、彼からの返事が遅い……」とか「最初はいろいろな場所に連れて行ってくれたのに、最近は家デートばっかり。大事にされてないのかな……」と

いったような悩みが、すぐに解決できます！

私たちは、「普通、こういうふうに考えるよね」とか「今の言葉はこういうつもりで言ったにちがいない」などと、つい相手に対して決めつけてしまいます。

ですが、生まれてから今まで、異なる環境、異なる人間関係に囲まれて育っているわけですから、それぞれが持つ「当たり前」も異なるのが当然です。

ですから、アーユルヴェーダの体質理論を理解し、**「そもそも、同じ人間のように見えるけど、それぞれ異なる体質を持っているのだから、それぞれ異なった価値観を持っているのが当たり前なんだ」**という前提に立ち返ることで、余計な心配や妄想をせず、冷静に状況を見ることができるようになるのです。


また、体質を理解すると、いいことがもう1つあります。

それは、相手から「この女性は自分をよく理解してくれる」と思われることです。

多くの人が、自分の価値観に沿って、勝手に不安になったり勝手に怒ったりします。

そのため、体質を理解したあなたは少数派で、相手の立場に立って（体質の特徴を考慮して）振る舞うだけで、「ほかの人と違うスペシャルな人だ」と思われるのです。

私自身、体質の考えが頭にインストールされてから、男女問わず、

「こんなに話しやすい人は初めてです」

「アカリさんの前だと、本音も言いやすいです」

などと言ってもらうことが増えました。

これは、自分の価値観を押し付けずに、相手の体質、つまり、生まれながらの個性を尊重してコミュニケーションをとることを心がけているからだと思います。


一方で、体質とは生まれつきの傾向ですから、努力して後天的に性格を変えたという方には必ずしも当てはまらないこともあります。

ですので「〇〇タイプだから、きっとこういう人だ」と決めつけずに、あくまで、相手に寄り添って考えるための手助けとして、知識をお使いください。

とは言っても、体質の傾向は、人間の本質的な部分であって、なかなか変わらないものですので、使える場面はたくさんあると思います。

コミュニケーションマスターになれる、体質別・付き合い方のコツ

それでは、次に、アーユルヴェーダのタイプ別に、どんなコミュニケーションをとっていけばいいのか、具体的にご紹介します。

69ページでは、今の状態のヴィクルティで考えましたが、ここでは相手にチェックテストを受けてもらわなくても、客観的にだいたいのタイプを予想するために、もともとの性質を表す「プラクルティ」を使って考えています。

そのため、相手の「外見の特徴」に当てはまる項目が多いタイプを参照してください。

それぞれのタイプに攻略法がある

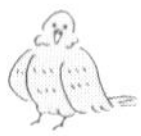

ワータ（鳥）タイプが強い相手の場合

・外見の特徴

細身の方が多いです（筋肉や脂肪がつきにくいため）。

また、すごく高身長か低身長か、両極端になりやすく、顔や足などの体のパーツが平均的なサイズより大きかったり、小さかったり、ややアンバランスになります。

あるいは、生まれつき、顔の左右差や体の左右差がある方も多いです。

加えて、乾燥肌で、シワができやすいので年齢より歳上に見えることも。

「私のパートナーは老けて見える」と不満に思わず、オイルマッサージをしてあげましょう♡（改善します！）

そして、鳥タイプの方は痩せていることや筋肉がつきにくいことをコンプレックスに思っていることが多いので、「細いね！」と言われても嬉しくない場合があります。

・コミュニケーションの傾向

鳥タイプの方とのコミュニケーションで注意すべきことは2つあります。

1つ目は話が飛びやすいことと。

鳥タイプの人は、社交的でたくさんお話しする方が多いです。

「話が長いなぁ〜」と思っても、さえぎらずに聞いてあげましょう（笑）。

また、要点をまとめるのが苦手なので、途中でほかの話題に飛んで、相手自身も何の話をしていたかわからなくなってしまう、ということもよくあります。

ですので、**「それってこういうこと?」**と最後にまとめる形で確認してあげると、相手の頭の中が整理されます。

「話の意味がわからない」なんて冷たく言っては、プライドの高い男性は傷つきます。

2つ目は忘れっぽいこと!

なくし物をしたり、何かを中途半端にやりっ放しでほかのことを始めてしまったり、前に言ったことを忘れていたり……。

これらはすべて鳥タイプの「あるある」です。

そうしたことにイライラせず、「この人の特徴ね」と大目に見てあげましょう。

・LINEの特徴

多くの人がコミュニケーションツールとして使っていると思うので、LINEについても言及いたします。

鳥タイプの人は忘れっぽいので「返信したつもりが忘れていた」なんてことは

しょっちゅうありますので、既読無視をされていたら、サラッと**「さっきのLINE、読んだ？」**と聞いてOKです。

また、コミュニケーションの頻度もムラがありますから、そういうものなんだと思うようにしてください。

・恋愛の傾向

鳥タイプは社交的なので、異性と出かけることも多いかもしれません。

ですが、フットワークの軽い鳥タイプのいいところでもありますから、**あまり心配しすぎず、ドーンと構えておきましょう。**

また、鳥タイプの人は不安になりやすい傾向もあるので、あなたが浮気を疑われたり、束縛っぽいことをされることもあるかもしれません。

しっかりコミュニケーションをとって、お互いの誤解を解消しましょう。

・デートの嗜好

外出が好きで、人と会うことも好きなので、週末は外で過ごすことが多いです。

あなたも外出が好きなタイプならいいですが、家で過ごしたいタイプの場合は、意見が合わずケンカになることもあるかもしれません。

「**このタイプの人は動き回ることが何より幸せなんだ**」と理解してあげましょう。

また鳥タイプの人は、外出は好きですが、あまり体力がないので、1日中外にいると、夕方くらいから疲れて頭痛や立ちくらみがすることがあります。

こまめにカフェで少し休んで、「まだ物足りない」くらいで帰宅するといいです。

・お金の使い方

鳥タイプの人は、衝動的に物を買いやすいところがあります。

衝動買いが気になる場合は、「**それって買わなくても大丈夫じゃない？**」と、軽く一声かけて、あなたがお財布の紐をちゃんと握ってあげましょう。

・仕事の傾向

鳥タイプの人は、集中すると没頭しやすいです。

気づいたら食事もせずに仕事をしていた、なんてこともよくあります。

どうすればいいかというと、例えばテレワークなら、サッと白湯を出してあげたり、ランチどきには「**休憩にする？**」と一声かけて、相手が根を詰めすぎないように体調管理のサポートをしてあげます。

ただ、集中して取り組みたいタイプでもあるので、例えば相手が徹夜をしたい場合は、過剰に口出しせず、好きなようにさせます。

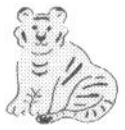

ピッタ（虎）タイプが強い相手の場合

・外見の特徴

体型も顔のパーツも、左右上下のバランスがいい人が多いので、平均身長に比較的近く、左右対称な均整の取れた顔になりやすいです。

また筋肉がつきやすいのも特徴です。

髪の毛はもともと細めですが、薄毛や白髪になりやすく、肌はオイリー肌やニキビ肌になりやすいです（虎タイプに合わない食事を避けることで改善できます！）。

・コミュニケーションの傾向

とにかく効率重視なので、無駄な会話を嫌い、学びがあるとか、ディスカッションをして考えを深めるような生産性のある会話を好む傾向にあります。

そのため、こちらが要点のない話を続けるとイライラされることがあります。

解決策としては、端的に話すよう心がけるか、それが難しければ、事前に「**自分は話すときに考えながら話すから時間がかかってしまう**」などと伝えておくこと。

そうでないと、虎タイプの人のイライラが表情に出てきて、あなたは焦ってもっと話ができなくなってしまうかもしれません。

自分のことを相手に伝えることで、相手も配慮してくれるようになります。

相手のイライラを真に受けすぎないことも、虎タイプの人と付き合う上で重要です。

虎タイプの人がイライラしやすいのは本人の問題で、あなたの問題ではありません。

ですので、相手がイライラしていたらそっとしておいて、落ち着いてから話しかけるなど、影響を受けない工夫をしてみてください。

・LINEの特徴

無駄のない会話を好むので、中身のない長いやりとりが続くのはあまり好みません。

また、「**絵文字やスタンプを使うのも面倒**」という人も多いので、すごく質素なメッセージが届くかもしれませんが、他意はないので気にしないようにしましょう。

さらに、LINEは文章だけだと誤解を招きやすいもの。虎タイプの人は感情的になりやすいので、LINEで重要な話をするのは避けるべきです。

・恋愛の傾向

火のエネルギーの虎タイプですから、恋愛も情熱的でロマンチストです。どちらかと言うと、パートナーには愛情表現をしっかりしてほしいタイプ。

また、恋愛にも効率を求めがちなので、相手のステータスが自分にとってプラスになるかどうかで付き合う人を選ぶ傾向があります。

虎タイプの方に好きになってもらうには、わかりやすく**「外見の華やかさ」「セクシーさ」**などを演出すると効果的です。

あと、物に釣られやすいのでプレゼントも有効です（笑）。

・デートの嗜好

ロマンチストで上質なもの好きの虎タイプは、夜景や高級レストランのようなベタなデートスポットが好きです。

視覚が優位なタイプなので美術館や洗練されたインテリアの空間なども好みます。

お酒が好きな方も多いので、バーに行くことも多いでしょう。

・**お金の使い方**

効率重視なので、お金をかけるべきところには大きくお金を使い、自分にとってどうでもいいところにはすごく倹約家というタイプが多いです。

株や投資なども得意な方が多いです。

・**仕事の傾向**

虎タイプの人は仕事人間が多いです。

人生における仕事の優先順位がかなり高いので、とにかく仕事の邪魔をしないこと。例えば「仕事と私、どっちが大事なの⁉」なんて言ったら、真顔で「仕事」と答えられかねません。

裏を返せば、仕事する姿勢を褒められるのを喜びますし、疲れたときに癒しになってくれる存在を求めています。

パートナーが虎タイプなら、仕事のサポートをしてあげるといい関係を築けます。

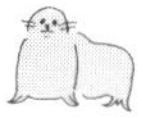

カパ（アザラシ）タイプが強い相手の場合

・外見の特徴

脂肪がつきやすいので、ぽっちゃりしていたり、全体的に丸みを帯びたシルエットをしていて、普通体型でも丸顔の方が多いです。

また、肌が丈夫なので色白で滑らかな肌をしており、シワやシミもできにくく、白髪も出にくいので年齢より若く見える方が多いでしょう。

・コミュニケーションの傾向

温和で感情的になることは少なく、メンタルが安定していて頼り甲斐があります。

一方で、不満を言えずに溜め込んだり、自分を責める傾向もあるので、パートナーがアザラシタイプの方は、**「言いたいことがあったら、怒らないから遠慮なく言ってね」**と、こちらから相手の気持ちを聞く努力をしましょう。

また、話すスピードは遅めで、人見知りの方もいらっしゃいます。

初対面で「私に興味がないのかな？」と思わず、相手のペースを尊重しましょう。

・LINEの特徴

決断を先延ばしにする傾向があるので、何かを決めようとしているときになかなか回答がないということがあります。

例えば、次のデートの約束や、デートでどこに行くかなどは、相手に任せるより、虎タイプや鳥タイプがどんどん決めると、スムーズに進行します。

・恋愛の傾向

挑戦を好まず、安定が落ち着くというタイプなので、自分から出会いのきっかけを作ったり、告白をするのは苦手です。

アザラシタイプのカップルに多いのが、結婚はしていないけど、もう10年以上も一緒に住んでいるというケース。

とにかく、今の関係や環境を変えずに長く一緒にいる、ということをしがちです。

お互いがその関係に満足していればいいのですが、片方が早く結婚を求めている場合は、自分から動いて相手を動かす努力が必要です。

・デートの嗜好

寝るのが大好きで、家が大好きなアザラシタイプは基本的にインドア派です。早起きが必要な場所や人混みは、できるだけ避けたいデートスポット。しかし、1回慣れてしまえば行動できるようになるので、例えばキャンプや釣りなども慣れれば行けるようになります。

また、同じことを繰り返しても飽きないタイプなので、レストランも同じお店に行くのが苦ではありません。

・お金の使い方

安定を好むので、お金はあまり浪費しないタイプです。何かを購入するときもよく考えてから買うので、衝動買いもしません。そのため、貯金が得意な体質とも言えるでしょう。

結婚相手としてはいいかもしれませんが、時には買ったことのない物を買って、視野を広げたり、投資が必要なタイミングもあります。

例えば、アザラシタイプのパートナーが先行投資に踏み切れずに悩んでいる、という場合は**「大丈夫。いい経験になるよ」**などと声をかけて背中を押してあげましょう。

・仕事の傾向

安定志向なので、同じ仕事を10年以上続けている人も多いです。

逆に転職などは躊躇してしまうタイプです。

パートナーが新しいチャレンジに足踏みしていたら、話をよく聞いてあげて、決断の手助けをしてあげましょう。

このタイプは3つの体質の中で最も体力があるので、長時間労働や短い睡眠時間も耐えられます。

体質による体力の違いには注意するべきで、例えばアザラシタイプと鳥タイプのカップルの場合、体力の差が大きいので、相手に合わせすぎないのがポイントです。

いかがでしょうか?

よくいただく質問に沿って、体質ごとの特徴や対処法をまとめてみました。

体質は、エネルギーが1つだけ高いという人もいますが、鳥と虎タイプの2つのエネルギーが同じくらい混ざっているという人もいるので、必ずしも画一的に「このタイプは○○」とは言えません。

それでも、この体質ごとの特徴が、自分と異なる考え方を持つ相手のことを理解する助けになれば幸いです。

余談ですが、私はこのアーユルヴェーダの体質理論が小学校の義務教育で教えられて、一般的に常識として理解されれば、もっと他者理解がし合えると考えています。

私たちは、自分とちょっと違う人を見て、つい「あの人は変わっている」と考えたり、自分の子供が周りの子供と違うと、過剰に心配してしまうことがあります。

ですが、体質の特徴を頭に入れておけば、「この人は鳥エネルギーが高いんだろうな」とか「周りはアザラシタイプだから、うちの子だけ浮いてるんだ」などと、周りと比べる前に、冷静に**「そもそも、1人ひとりタイプが異なる」**という事実に気づけます。

そうすれば、自分と違うものを排除したり、自分と違うものを恐れたりするのではなく、違いを尊重する考えを持つことができるはずです。

タイプ別！恋愛の要注意ポイント

最後に、「恋愛におけるタイプごとの【自分自身が注意すること】」をお伝えします。
事前に理解しておき、同じ失敗を繰り返さないようにしましょう！

それぞれ、つまずきがちな傾向と対策がある

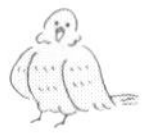

ワータ（鳥）タイプのあなた

鳥タイプが恋愛で注意すべき点は、とにかく不安になる、そして不安から動いて空回りする、ということです。

例えば、相手からのＬＩＮＥの返信が遅いと、心配になり、たくさんＬＩＮＥを送ったり、あるいは「もうこの関係は終わった……」と悪い妄想ばかりしてしまったり。

不安になるほど余計な行動をしがちなので、相手と自分を信じるようにしましょう。

キーワードは「一呼吸置くこと」。

また、たくさんの人に会うことを優先して、大事な人との時間を犠牲にしていないか注意が必要です。目の前の人と、じっくり向き合うことを常に意識しましょう。

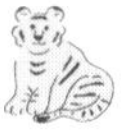

ピッタ（虎）タイプのあなた

感情的になりやすい虎タイプの方は、ケンカしたはずみに「もう別れる！」と言って相手との連絡を絶ったり、相手にひどい言葉をぶつけるなど、言動が行きすぎることに注意が必要です。特に夜は、ピッタのエネルギーが高まり、カッとなって後から後悔する言動をしてしまいがちです。お酒の失敗にも注意です。

何か行動に移す前に、一旦、落ち着いてから「本当にそれをして後悔がない？」と自分に問いかけましょう。

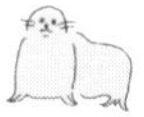

カパ（アザラシ）タイプのあなた

アザラシタイプの方が恋愛でつまずくとしたら、チャレンジを怖がって、なかなか次のステップに進めないことです。

あるいは、出不精な気質のため、せっかく出会いのチャンスがあるのに逃していることもあるでしょう。

出会いや関係の発展を「待つ」だけではなく、自分からアクションを起こす姿勢も持ちましょう。

運動をすると精神的にも気持ちが軽くなり、フットワークも軽くなりますから、ついでにスタイルアップもして自分に自信を持ちましょう！

「肉体的な美しさや金銭、あるいはその他の世俗的な理由のみによって動機付けられた結婚は、束縛となる。しかし、そこに霊的な魅力があれば、結婚は天国のものとなるだろう。」

「結婚は与えるためのものであり、得るためのものではないということを忘れないように。」

（ヨーガ指導者であるスワミ・サッチダーナンダの言葉）

第3章

アーユルヴェーダが、本当の天職を教えてくれた

～自分の使命がわかった、ダルマという役割～

アーユルヴェーダは仕事観も変えてくれる

私たちの多くが、1日の大半の時間を仕事（家事・育児なども含む）のために費やしています。

では、そもそもあなたにとって「仕事」とはどんな存在でしょうか？

私はアーユルヴェーダについて講座で教えていますが、講座中に受講生からよく受ける相談に、

「どんな仕事をしたいかがわからない」

「仕事がストレス」

「自分に向いている仕事を見つけたい」

という仕事に関するものがあります。

体や心に関するアーユルヴェーダの講座をしていて、仕事の質問をいただくということは、それだけ仕事が心身に与える影響が大きいということでしょう。

そういった質問にもアドバイスをしているのですが、私との面談の後から、嫌いだと思っていた仕事が好きになったり、休職して留学し、その経験を活かしてステージアップしたりと、仕事に対する向き合い方がガラッと変わる方が多いのです。

「東洋医学のアーユルヴェーダと仕事と、なんの関係があるの？」と思われるかもしれませんが、意外にも、アーユルヴェーダのベースとなるヴェーダ哲学を学ぶことによって、あなたの仕事の向き合い方や、仕事で抱えるストレスが軽くなるということがあります。

何を隠そう、私自身もアーユルヴェーダとの出会いから仕事観が大きく変わった1人です。

と言っても、アーユルヴェーダで「仕事とは何か」という話が出てくるわけではありません。

今からお話しすることは、私がアーユルヴェディックな見方を抽象度を上げて仕事観に応用していった、実体験に基づく考え方です。

そこでまずは、「仕事とは何か」という仕事の定義について書いていきたいと思います。

『精選版 日本国語辞典』によると、仕事とは「しなくてはいけないこと。それによって生計を立てていくためのこと。」と出てきます。

ですが、今の時代、仕事に「お金を稼ぐこと」だけを求めている人がどれだけいるでしょうか。

多くの人が、次のような要素を仕事に求めているはずです。

・やりがいがあること
・自分が成長できること
・興味のある分野であること
・顧客に喜んでもらうこと

もはや仕事とは、生計を立てるために嫌々やることではなくなりました。

私たちは仕事に人生の大半の時間を割くからこそ、仕事に右のような多様な要素を求めているわけですが、これらの要素を一言で表すなら「使命感」という言葉がぴったり当てはまるように思います。

使命とは、**「その人に特別に与えられた重大な務め」**という意味ですが、この**「私にしかできない」「与えられた務め」**であることに、人は価値を感じるようです。


というのも、仕事自体が順調でも「今の仕事は私じゃなくてもできる業務だ」と感じれば、物足りなく感じる人が多いからです。

「自分の才能を活かしたい」というのは自己実現の基本的な欲求です。

また、同様に、「私はこれが得意」「私はこれが好き」と思って始めた仕事が、周りから評価されなかったり、あるいは評価はされてもマンネリ化して違和感を抱き始める人も多いです。

つまり、ある一定の人にとって理想の仕事とは、自分だけの才能を発揮し、かつ人から求められている仕事であるという、「利他感」「使命感」があることが重要な要素なのです。

言い換えれば、使命感がない仕事をしていると、自分の成長が感じられなかったり、承認欲求が満たされなくなって、徐々にやる気も興味も低下していき、仕事に対するモチベーションが下がってしまいます。

「自分の使命＝ダルマ」が、仕事への向き合い方を変えた

では、使命感のある仕事を見つけるにはどうすればいいのでしょうか？

ここで出てくるキーワードは「ダルマ」です。

ダルマとは**「義務、果たすべき役割」**という意味のサンスクリット語で、「だるまさん」の由来になった言葉です。

アーユルヴェーダのベースとなるヴェーダ哲学では、**「この世が調和してよりよい社会になっていくために、人にはそれぞれの果たすべき義務がある」**と考えるのですが、

この「社会の調和を保つために1人ひとりが果たすべき〈義務〉」がダルマです。

もし、私たち1人ひとりが、世界の調和を保とうと努力せずに、好き勝手に自分の欲だけを優先して生活をしたらどうなるでしょうか。

人のものを盗んだり、資源を浪費して環境を傷つけたり、人と人とが争い、奪い合うことになります。

そうではなく、**「1人ひとりの個人が、この社会をよりよくしていくために、それぞれができることに励むことが、この世に生を受けた者としての責任であり、ダルマ〈義務〉を果たしていることになる」**とヴェーダ哲学では考えます。

私は、このダルマこそが仕事において重要な「使命感」をもたらすと思います。

社会をよりよくするために、自分しかできない役割を果たす……それによって、人の役に立つ喜び、自分の能力を最大限に活かしているのだというやりがいを感じられるのではないでしょうか。

ダルマとは、「自分がやりたいからやる」というエゴを超えて、世界全体がよくな

るために自分の環境や能力を活かすという利他の精神も含んでいるため、自分1人のために頑張るより、大きな力が湧きます（「**自分のためには頑張れないけど他人のためなら頑張れる**」というのは特に女性に多い傾向のようです）。

そのため、より大きな充足感に満たされます。

実際、私の周りでも、自分が満たされている人ほど、そこで満足せず「**次は周りの人を幸せにしたい**」と考えるようになります。

一方で、こう考える人もいるでしょう。

「使命とは特別な人だけに与えられたものなのではないか」と。

ですが、ヴェーダ哲学では、

「**この世に生まれる人はすべて（1人の例外もなく）、ダルマを持って生まれる**」

と考えます。

例えば、今、働いている会社の事業で社会に貢献しているなら、それがあなたの今の「使命」なのかもしれません。

あるいは、専業主婦で育児をしているなら、子供に立派な背中を見せ、将来を担う人間を育て上げることが、その人の「使命」かもしれません。

使命には、規模が大きいか小さいか、有名か無名かといったことは一切関係ありません。

人にはそれぞれの個性的な能力と経験があり、個人ができる範囲で**「役割」**が用意されています。

だから、他人と比べて「私には使命なんてないだろう」と思う必要はないのです。

使命は誰にでも用意されていて、誰でも使命を果たすことでより自分らしい人生を歩むことができます。

それがヴェーダ的な世界観なのです。

そして、後ほど詳しく説明しますが、使命の内容は時期やタイミングで変わっていくものです。

今はまだ目の前の小さい仕事が「現在の使命」だったとしても、それを深めることで、将来、関わる人が増えることも、範囲が広がることもあります。

ではここで、私の実際の仕事遍歴を例に挙げて、**「どうすれば使命に出会えるのか」**という具体的なストーリーをお話ししていきます。

「好き」を仕事にしても幸せになれない？

私は、学生時代から「仕事」に高い優先順位を置いていました。

というのも、自己肯定感が低かったために、「仕事で周りから認められないと、自分は負け組だ」というような考えがあったからだと思います。

また、それだけでなく、虎タイプの性質として、仕事で結果を出す達成感に、ほかでは味わえない快感を覚えていたこともあります。

そんな私が大学を卒業して就職したのは、広告撮影の制作プロダクションでした。

学生時代にアートや写真に興味を持っていたので、将来、フォトグラファーになることを夢見て、撮影業界の道に進んだのです。

当時の私にとって、写真はまさに寝食を忘れて没頭するものでした。

週末にスタジオで作品撮りをして、徹夜で写真を編集。

平日の仕事中もプロのカメラマンの仕事を間近で見て、刺激をもらっていました。

これが私にとっていわゆる「好きを仕事にしたステージ」でした。

よく「ワクワクする仕事をしよう」なんて言いますが、当時の私の働き方がズバリそれ。

好きなことを仕事にすれば、例えお金があまり稼げなくても幸せだし、「好きなことを追求すれば、それがそのうち成功に繋がるだろう」、そう考えていたのです。

ところが、3年も経つと、仕事に違和感を覚えるようになりました。

単発の仕事で撮影を依頼されることもあったのですが、そのときに、「自分が1番かっこいいと思った写真」と、「クライアントが1番いいと思った写真」が異なり、自分ではベストではない写真を納品しなければいけないというジレンマがたまに起こっていたのです。

私は写真が好きでこだわりが強かった分、自分が気に入っていない写真を、自分の作品として納品しなければいけないことが大きなストレスでした。

ですが、仕事はクライアントの満足が最優先。

自分の美学や価値観ではなく、クライアントの希望に沿うことが求められます。

そうであれば、むしろ自分の「これが好き」というこだわりが仕事の邪魔になります。

こうして、私は徐々に**「好きなことを仕事にすることは、必ずしも成功や幸せに繋がらないのではないか?」**と考えるようになりました。

お金を稼ぐほど、虚しい気持ちになっていく

撮影業界での経験をきっかけに、「私は一体何者なのか?」「何のために存在するのか?」と考える、いわゆる「アイデンティティクライシス」(自分の存在価値を見失ってしまう状態)に陥りました。

自分の好きなことを追求しても、必ずしも周りが幸せになるわけではない。

では、残りの人生、仕事をする多くの時間、何に情熱を向ければいいの？

役立たずな自分は、一体なんのために生きているの？

少し飛躍した考えではありますが、当時の私は若く未熟でしたし、写真への情熱が強かった分、自分の存在価値がなくなったような気持ちになりました。

そこで考えた結果、一旦、好きなことから離れ、まったく違う業界で、自分を成長させられる環境を仕事に選ぼうと決めました。

そうして次に就いた仕事がＩＴ業界のシステムの営業でした。

正直なところ、システムにはまったく興味がなく、営業も未経験ですから、自分の「好き」から離れて、「仕事は仕事」と割り切るにはちょうどいい環境でした。

それに、営業を通して学ぶコミュニケーションスキルは、どんな仕事をしても活かせる一生物のスキルだと思いました。

何より数字というわかりやすい指標で、成績がよければ給料が上がり、悪ければ給料が下がるという環境で、自分の能力を試してみようと思ったのです（前職ではお給料が低かったので、それが仕事の満足感に関係しているかどうかを確かめたい気持ちもありました）。

営業の仕事はプレッシャーも強く、労働時間も長く、心身ともにきつい仕事でしたが（周りでやめていく同僚も多かったです）、私にとってはどちらかというと得意なことだったようで、入社1年目ですぐに昇給することができました。

その結果、年収は前職の2.5倍になり、経済的な状況が大きく変わりました。

六本木で一人暮らしを始め、初めてブランドのバッグを買い、前職のときとは一転、友人からは羨ましがられるような生活になったのです。

はじめのうちは、仕事で成果を出すのに必死でしたし、今まで買えなかったものが自由に買えるようになることで、仕事の成果が目に見えてわかるようになり、「仕事とは本来、お金を稼ぐためのもので、その上で、面白さややりがいを自分で見出していくものなんだ」と考えるようになりました。

経済的には何不自由なく、職場の人間関係も良好で、何より営業という仕事を通してたくさんの経験を積み、社会人として成長させてもらったので、ありがたい環境でした。

しかし、3年くらい経つと、また徐々に仕事に対し、違和感を覚え始めました。

言葉にするのは難しいのですが、**「このまま40歳、50歳になって、人生、後悔しないか？」**というモヤモヤした気持ちが出てきたのです。

この頃から、**「自分の能力を活かした、自分にしかできない仕事がしたい」**という憧れがぼんやり生まれていたのかもしれません。

「好き」を仕事にして失敗した私でしたが、かといって「仕事は仕事」だと割り切ってお金を稼ぐだけでも満たされなかったのです。

また、もう1つ、私には大きな欠乏感がありました。

それは、人間関係です。

誤解のないように繰り返すと、当時の同僚や友人は素晴らしい人たちばかりで、今でも仲良くさせてもらっています。

でも、自分の弱いところも汚いところもさらけ出せるような、本音でぶつかり合えるような友人やパートナーがいなかったのです。

だから、賑やかな集まりのあと、一人暮らしの部屋に帰って、いつも孤独を感じていました。

「価値観の合う仲間のような存在がほしい」
「表面的な付き合いではなく、深い人間関係がほしい」

私は、自己実現でもお金でもなく、本当の人と人との繋がりというものを（頭ではそんなものは自分には縁がないんだと思いながら）求めるようになっていたのです。

エゴを捨てることで初めて見えた世界

そんなとき、独学で続けていたアーユルヴェーダを本格的に学校で学び始めました。

その頃は、まさか将来自分が仕事にするとは考えてはおらず、ただ打ち込める何かを探して、手当たり次第に興味があることを学び始めた、というだけでした。

アーユルヴェーダの勉強は面白く、それまで自分の外見へのコンプレックスや自己肯定感の低さを克服するために学んできた、体と心、潜在意識などのあらゆる知識の「点」が、線になって繋がるような感覚がありました。

学校で学び始めてしばらく経った頃、アーユルヴェーダの実習で、生徒同士がお互いにマッサージをするときに、ペアの相手の人からこんなことを言われたのです。

「アカリちゃんの手は大きくて、温かくて〝氣〟が出てるね。とても気持ちいい。セラピストが向いているよ！」

その言葉に、私は驚きました。

というのも、実のところ、マッサージの実習では2時間以上も全身を使ってマッサージをするので「とても大変だ、私には向いていない」と思っていたのです（笑）。

でも、その後も、「アカリちゃんの氣の使い方がすごい」「エネルギーの使い方がうまい」など、褒められることが続いたので、「もしかしたら自分にはこの道が向いているのかも？」と思い始めました。

そこで、ふと私はあることを思います。

「今までは、『自分が好きなこと』や『自分が成長できること』などと、自分のことばかり考えて仕事を選んでいたけど、それでは幸せになれなかった。だったら、今度は逆に、自分のエゴを捨てて、周りから望まれていることを流れに任せてやったら、

自分の求めている『使命』というものが見つかるかもしれない……」

今までは自分を中心に考えていたのですが、そうして選んだ仕事で空虚感を抱き始めていたので、逆に「周りが喜んでくれる、周りがすすめてくれる仕事の流れに乗るようにしてみたら、案外、使命を見つけられるのではないか」、そう思ったのです。

とりあえず、現時点で目の前にあるアーユルヴェーダの学びに真剣に取り組もうと、さらに勉強と実践に力を入れるようになりました。

「流れ」というのは、一度乗ると、どんどん話が進むものです。

そこから数ヶ月経ったある日、セラピストとしての実習旅行として、アーユルヴェーダの本場であるスリランカに旅行へ行ったとき、私の人生を大きく変える出来事が起こります。

その旅行中に何回か英語を話す機会があったのですが、それを見た私の恩師であるスリランカ人のアーユルヴェーダ医師から、

「君は英語が流暢だから、今度、スリランカにオープンするアーユルヴェーダの専門施設のオープニングスタッフとして働いてみないか？」

と言われたのです！

「スリランカで働く」ということは、もちろん、当時働いていた会社を辞めることになりますし、身内や友人と離れて、異国スリランカに移住することになります。

スリランカは日本に比べて物価も人件費も安いので、当然、セラピストとしての給料もかなり低く（日本の日給でいただく金額がスリランカでの月給というレベル）せっかく安定した生活を手に入れていたのに、それも手放すことになります。

しかし、そのとき、私はすでに、「自分が得するほう、自分にとって都合がいいほうを選ぶ」のではなく、

「エゴを手放し、流れに乗っているほう、周りから応援されるほうを選ぶ」

という選択が本当の満足に繋がると確信していたので、迷わず「やります」と言いました。

そこからは、トントン拍子で話が進み、10ヶ月後には会社を辞め、スリランカのホテルに就職しました。

そうして、遠回りはしましたが、今の仕事に出会い、心から自分らしく生きていると言えるようになったのです。

今、現時点で私のダルマは、今の仕事を通して、「体のセルフケアの方法だけでなく、自分で精神も整えられるという考え方を伝えることで、『**自分の人生は自分で舵取りできる**』というマインドを多くの人に持ってもらうこと」だと感じています。

さらに付け加えると、そうしてダルマに出会った結果、幸いなことに、ずっと求めていた、**人との深い繋がりも同時に手に入りました。**

今のパートナーや講座のメンバーやセラピストは、本心で話せる仲間です。

使命を仕事にするって、こういうこと

私の場合、

①好きを仕事にする→②仕事は仕事と割り切る→③エゴを捨てて流れに乗る

というステップを経て、自分のダルマに出会ったのですが、人によってダルマとの出会い方はさまざまだと思います。

そこで、おすすめしたいのが**「まず、目の前のことを使命だと思うこと」**です。

今の仕事になんらかの不満を持っている人は多いかもしれませんが、たくさん選択肢がある中で、目の前にある仕事や人と出会っているのは、必ず意味があることです。

私も紆余曲折ありましたが、今までの経験はすべて今の仕事に役立っています。

ヴェーダ哲学では、**「それがつらくても、嫌いなことでも、自分に起こることはそ**

こから何か気づくことや学ぶことがある」と考えます。

だから、まずは「○○が気に入らないから、ほかのことを探す」ではなく、**「ここで何が学べるか？」**ということを自問して、自分ができる工夫をすることが重要です。

それに、いつも目の前のことから逃げていては、その問題を克服したことにならないので、いずれまた違う場所で同じ問題にぶつかるはずです。

私がよくお伝えしている言葉に、**「その人が目の前の問題を克服したとき、神様は次のステージを用意してくれる」**というものがあります。

ゲームでステージ1をクリアしたらステージ2が待っているように、目の前のことと真剣に向き合って「調和」を見つけられると、勝手に次の道が開けるのです。

私も何か大変なことが起きたら**「これは、今の私の課題なんだ」**と思い、**「その課題をクリアすることで自分が成長して次のステップに進める」**と捉えて、問題とじっくり向き合うようにしています。

すると、そこで苦しんだ経験が、次のステージでも活かせるのです。

ですが、これは「精神を病んででも、体を壊してでも、今やっていることを続けろ」ということではありません。

何事もバランスが大事です。

私も実際、スリランカにいた頃、すごく過酷なことがあったときに「絶対にここから逃げてはいけないんだ」と思って、自分を追い込んでしまったことがありました。

ですが、世の中に「絶対」ということはないですし、「絶対こうでないといけない」という考えは「執着」であり、「思考停止」です。

そうではなく、客観的に自分を観察しなければいけません。

当時の私は、2ヶ月かけて自分の気持ちと対話を続けた結果、途中で、それは単に自己犠牲をしているだけで、自分の成長に繋がっていないということに気づきました。

自己犠牲か自己成長かの見極めは難しいので、信頼できる人に相談したり、いろいろな人から客観的な意見を聞いて、冷静に自分の状況を観察しなければいけません。

目の前の問題から逃げているのか、あるいは、自分はできることをすべて試して、その過程で成長もしたけど、やっぱりそこから離れたほうがいいのか。

それを見極めるための1つの問いは「**問題と〈調和〉をするために自ら行動を起こしてきたか？**」です。

自分が変わろうとせずに周りに文句ばかり言っていては、まだ学びが足りていないのかもしれません。

でも、問題と調和する方法を行動に移して「できることはすべてやった」と思えるなら、その問題を手放すタイミングかもしれません。

そうして目の前の課題と真剣に向き合い続けた先に、いつか「**今まで自分がやってきたことは、すべてここにつながっていたのか**」と思えるものに辿り着けるでしょう。

大事なのは、いつも問いを持ち続け「**今、自分はベストを尽くしているか？　自分の使命は何か？**」と問い続けることです。

理想の仕事ってなんだろう？

ここまで、ダルマの考え方と、私がダルマに出会うまでのストーリーを書いてきましたが、人によっては「私は仕事に使命感は求めていない。必要なお金が手に入って、ストレスが少ない仕事があればそれで十分だ」と感じる人もいるでしょう。

それでもいいと思います。

私は占いや運命学も学んだことがあるのですが、使命感や人の役に立つことに惹かれる星の元に生まれた人もいれば、そうではない人もいるので、体質と同様、生まれたときにある程度決まっていて、死ぬまで変わらないものなのだと思います。

とはいえ、自分に与えられた使命（ダルマ）に出会いたいと願う人が多いのも事実。

そこで、この章のまとめとして「ダルマに沿った仕事とは何か？」ということを書いていきたいと思います。

まず、120ページで書いた通り、ダルマとは**「この世が調和して、よりよい社会になっていくために、1人ひとりが果たすべき義務」**のことです。

これは、「人にはその人だけの果たすべき役割があり、それは他人のすべきこととは異なるので、競ったり、不安になる必要はない」ということです。

つまり、あなたのダルマが「今の会社で、女性が働きやすい環境を整えること」

で、友人のダルマが「女性支援のサービスをする会社を立ち上げて社長を務めること」だとしても、「友人のほうが華があって立派だ」と思う必要はないということです。

そして、ダルマとは「好きなこと」とも違います。

なぜなら、「好き」という感情は欲望や執着と結びつきやすく、一歩間違えると自分を苦しめる原因となるためです。

例えば、「好き」という感情が強くなりすぎると、「もっとほしい。絶対手に入れたい」という欲望に変わります。

具体的に言うと「数字で結果が見えるのが好き」と思って営業職を頑張っているうちに、もっと売上を伸ばそうと無理な提案をしてしまう、「ヨーガが好き」と思ってインストラクターを始めたものの、レッスンを詰め込んで体を壊してしまう、などということです。また、「好き」という感情は、「認めてほしい」「誰かより優れていたい」という欲望にも繋がりやすいです。

そして、それが手に入らないと、「悲しみ」や「怒り」という感情が生まれます。

こうして、欲望は純粋な仕事をする喜びから私たちを遠ざけてしまいます。

ダルマは欲望ではなく、**「調和」**の状態です。

「全体の調和」のために自分の義務を果たしているとき、その心には「期待」も「執着」もなく、穏やかに、ただやるべきことを果たす感謝と喜びの気持ちにあふれます。

だから、ダルマを果たすことで、自分の心が「調和」し、それが周りの家族や友人からも応援されるので、周りの人とも「調和」していきます。

それが、自分も幸せで、周りからも応援され、神からも応援される、幸せな働き方だと思います。

アーユルヴェーダでダルマの土台は作れる

ダルマに出会うにも、アーユルヴェーダの習慣が大切です。

私たちは、ふだん、感情の乱れや不安や自信のなさから、本当に自分にとって必要なことが見えなくなっています。

ですので、ダルマに出会うには、自分の好き嫌いや、損得勘定を手放し、自分の目の前のことを受け入れて、冷静に取り組む必要があります。

そのために必要な土台を作るのがアーユルヴェーダだと私は実感しています。

日々のセルフマッサージや、ヨーガ、バランスのとれた食事は心に落ち着きをもたらし、自己肯定感を高めます。

アーユルヴェーダの習慣によって、自分の体と心が満たされているから、誰とも競わず、承認欲求とも無縁のまま、世界と調和することに目を向けることができるのです（自分が満たされていないと、まず自分を満たすことにばかり目が行きます）。

ダルマの概念は素晴らしいですが、心身が満たされていなければ実践できません。

まず、体と心が整い、そこからダルマを実践することで、人は幸せになり、体と心の健康以上の人生の豊かさを得ることができるのです。


「自分自身である以上に自分を満たすものはないことを知り、自分自身である以上に幸せになるために必要なことはほかにないと知りなさい。」

（アルジュナ――インドの古典「バガヴァッドギーター」に出てくる神様――の言葉より）

第4章

アーユルヴェーダで、豊かな人生が実現した

~お金の捉え方が変わった、循環の思想~

アーユルヴェーダを始めたらお金の不安が消えた!?

あなたは今、お金の不安を感じていますか?

「将来、お金が足りなくなったらどうしよう」

「買いたいものがあるけど、お金を失うのが嫌だ」

「今の給料では足りない」

そう考える人も少なくないはずです。

ある転職サイトがおこなった調査では、「将来のお金について不安がある」と答えた20代は9割を超えたそうです。

ですから、ここで私が「**アーユルヴェーダを始めてからお金の不安もなくなった**」と言ったら、あなたは「そんなこと、ありえない」と思うかもしれません。

確かに不安がゼロかと言うと言いすぎかもしれませんが、お金に対する捉え方が180度変わったのは事実です。

私自身、スリランカで働いていた頃は、貯金が底をつき、来月の生活がどうなるかもわからないという状態だったので、お金の不安がたくさんありました。

ですが、そこからアーユルヴェーダやヨーガ、仏教の勉強をして実践した結果、自分のお金に対する認識がガラッと変わりました。

お金に対する不安は、次の2つの思い込みでできています。

1つ目は、「お金がなくなるのが怖い」ということ。

2つ目は、「お金を稼ぐのは悪いこと」ということ。

本章では、この2つを手放すことに焦点を当てて、私がアーユルヴェーダの学びを通して、どのようにお金の捉え方を変えたか、具体的なメソッドを紹介していきます。

「お金は使ったらなくなる」という思い込み

そもそも「お金を使うのが怖い」という不安は、ある考えが前提になっています。

それは、

「今、財布に入っているお金や銀行口座に入っているお金は、自分のものだ」

ということ。

ですが、**「今自分のお金だと思っているものは、本当は自分のものではない」**と捉えることが、お金に対する不安を手放す一歩となります。

私が過ごしたスリランカでは仏教が広く信仰されているのですが、私が「お金は自分のものではない」という考えに行き着いたのは、仏教の「空《くう》の思想」を知ったことがきっかけです。

「空」とはサンスクリット語のシューニャの訳で、元の意味は「中身がない、実体がない」ということです。

つまり、空の思想とは、

「この世におけるすべてのものは一切、実体がない」

「すべての本質は空、つまり実体がないので、何かがなくなるとか、衰えるといった

ことを案じて、煩悩に苦しむ必要もない」

という思想です。

簡単に言えば、

「私たちが経験するあらゆることは、いつか消え失せるもので、固定的な実体がない。今、目の前に『ある』と思っているもので、ずっと変わらない姿をしているものは1つもなく、一瞬一瞬、『今の姿』は消えていくので、『空（実体がない）』である。だから、高い視点で見ると、すべてのものはそもそも存在しない幻である」

ということです。

「すべてのものは固定的な実体がない」という意味を具体的に説明します。

例えば、誰かのことを「意地悪で嫌な人」と思うとします。

ですが、その人は、ほかの人の前では、優しい人かもしれません。

つまり、人には「嫌な人」という固定的な実体があるわけではなく、あなたがその人に対し条件づけをして、その人を「嫌な人」と決めているだけということです。

言い換えれば、嫌な人というものは存在せず、あなたが「嫌な人」という条件で目の前のものを見ているだけということです。

同様に、テーブルの上に置いた花瓶の花も、見る人によって姿かたちは千差万別ですから、実体がなく、幻であると言えます。

あなたは花を見て、「花がそこにある」と思うかもしれませんが、机の上に花があることに気づかない人にとって、その花は「ない」ことになります。

また、猫が花を見たときには「花」とは認識しないでしょう。

あるいは、今、花を見ているあなたにとっても、花の湿り具合や、花びらの弾力、そこに積もった埃の量など、1秒後にはすべてが変化しているので、実は同じ花を見ていると思っていても、同じ花を見ているわけではありません。

だから、花も「見る人」の条件づけによって「ある姿である」と思われているだけで、実体がなく幻である、ということです。

「私のお金」は存在しない

この「空の思想」の考え方でお金を見ると、お金も実体がないものなんだと気づくことができます。

全財産が10万円であったら、ある人にとっては「お金がない」と感じるし、ほかのある人にとっては、「お金はある」と感じます。

すべては私たちが、どう条件づけをするかによって、本来は実体のないお金というものを、「ある」もしくは「ない」と思っているだけなのです。

私たちは自分の財布に入っているお金を見て、「私のお金」と思いますが、支払いをしてそこからなくなったら、お金は消えたのでしょうか？

いいえ、それは置かれる場所が変わっただけです。

そのお金はほかの人の元へ行き、循環し、またあなたのところへ戻ってくるかもしれません。

要は、そもそも「私のお金」という実体はなく、お金も常に動き、姿を変えている幻ということです。

お金が自分のものだと思い込むために、失う恐怖が出てきます。

でも、1個のハサミしか使わないのに10個のハサミを持つ必要があるでしょうか？

残り9個のハサミを誰かに使ってもらうほうがそれらのハサミは有効に使われます。

大切なのは、自分はすでに満ち足りていることを思い出して、「自分のもの」と思って握りしめるのではなく、分かち合う気持ちを持つこと。

「お金は奪い合うものではなく、循環させるもの」という気持ちを持つことです。

そういう考え方を知るだけで、**「お金にしがみついて、自分の元に置いておこうとするのは不自然なことなのでは？」**という視点を持つことができます（物事を俯瞰して見るコツは、今まで自分になかった視点を持つということです）。

そもそも実体がないものに、自分が「自分のものである」という幻想を抱いて執着しているだけだからです。

もちろん、現実問題、「お金がなくなると困る」という意見もわかります。

でも、重要なのは、「空の思想によって、お金に対する強い執着心や消えない不安を手放すことで、少し楽になれる」ということです。

「使うと減る」のではなく、**「今は自分の元にあるから、次はまたほかの誰かの元へ流れる。そして必要なときに自分の元へ戻ってくる」**という循環の感覚を持つこと。

そもそも「自分のもの」というものはないと気づくこと。

お金だけでなく、本来は、すべてのものはエネルギーです。

自然の中でも人体の中でも、エネルギーは絶えず動き、入っては出ていきます。

食べ物が体に入ったら、排泄で出ていく。

優しくしてもらったら、次は自分が誰かに優しくしてあげる。

あらゆることは、手に入れる・手放す、インプット・アウトプットのバランスでできています。

だから、お金も、入ったら出て行く、つまり循環させることが自然なことなのです。

お金への執着心は自分を苦しめる

「すべてのものは『自分のものではない』。自分のものではないものを、自分のものだと思い込む執着が、失う不安や恐怖を作っている」

そう考えることで執着から少し解放されます。

そして、もう1つ、私がお金の執着を手放すのに大切だと思うことは、**「所有すればするほど、人はかえって苦しむ」**という概念です。

ヨーガの思想では、所有物が多いほど、その人が苦しむと考えます。

ヨーガのマスターの言葉でこういうものがあります。

「エゴの重さを測るには、一枚の長い紙切れと鉛筆をもってきて、あなたが『自分のもの』と呼んでいるもののリストをつくればよい。あなたの名前、あなたの名声、地位、力、そして頭脳――何もかも書き上げる。もしリストが長ければ、あなたはじつに重い荷物を背負っていることになる。背負っているものが軽ければ軽いほど、あなたは自由である。」

（『自己を知るヨーガ』スワミ・サッチダーナンダ著　伊藤久子訳　めるくまーる）

私たちは、豊かになればなるほど幸せになると信じて、お金を稼ぐことや物を買うことに価値を感じますが、所有するものが増えるほど、失う恐怖も大きくなります。でも、初めから何も持っていなければ、失う恐怖を感じることもないのです。

私はスリランカに行ったときに、日本とはまったく違う暮らしに大きなストレスを感じていました。

住む場所は、ホテルの地下に作られた7人部屋。地下なので窓はなく、カビ臭く、虫やトカゲもよくいました。食べるものは支給されるのですが、スリランカ人に合わせた激辛カレーが3食です（現地のセラピストは「辛いは美味い」とよく言っていました笑）。

最初は、物珍しさから美味しいと思っていましたが、それが1ヶ月毎日続くと、食欲が完全に消え失せていました。

また、「2～3週間に1度の自分の休日までは一歩もホテルの外には出られない」という制限があったので、自由に買い物も散歩も行くことができない生活でした。

休日ですら、外出には毎回マネージャーから外出許可を取る必要があったのです。

現地のセラピストからしたら、寝る場所と食事がついて働けるのだから、そこまで悪い条件ではないのですが、日本で暮らしていた私は、食べ物を自由に選べないことや、窓がない部屋で生活すること、自由に外出できないことが本当にストレスでした。

それまで、日本での生活が贅沢だと思ったことはありませんでしたが、失ってみてはじめて、自分がどんなに恵まれた環境にいたかを思い知ったのです。

でも、その経験のおかげで、知らないうちに自分で自分の幸せのハードルを上げていたことに気づくことができました。

今では、**「住む場所や食べるものを自分で選べるだけで、十分幸せ」**と思っています。

そして、物質的に豊かになることは、失う恐怖とセットであるということを忘れないように**「豊かになったとしても、いつでもそれを手放せる自分でいよう」**と、いつも思い出すようにしています。

稼ぐのは悪いこと？　お金をもらうのは悪いこと？

145ページでお金に対する不安について書きましたが、その思い込みの2つ目に「お金を稼ぐのは悪いこと」という考えがあります。

今まで多くの人と話してきて、多かれ少なかれ「お金儲けのことを考えるのはいやらしいこと、恥ずかしいこと」と思っている方がかなりいるということがわかりました。

ですが、「お金を稼ぐことが悪いこと」と思っていると、無意識のうちにお金を増やすための行動にストップがかかってしまいます。

すると、稼ぐことに抵抗ができ、当然、「お金を使えば減っていく」という思考になるので、それが、お金に対する不安に繋がります。

私自身も、以前は「お金を稼ぐのは悪いこと」という考えを持っていました。

なぜなら、ヨーガの思想では、「物質に執着することは精神を惑わせる」「なんでも惜しまず与えるのが美徳である」と教えられるからです。

「他者に尽くすのは自分の幸せ」

「人の役に立つことが自分の成長」

そう思えば思うほど、「お金をもらうことは、純粋な利他の心と反する」と考え、「何かをしてあげたときに金銭の見返りを求めるのは悪いこと」と思うようになっていたのです。

その結果、どうなったかというと、「求められることはなんでも一生懸命おこなうけど、対価をもらうことは遠慮する」というように、自己犠牲的な働き方をするようになっていました。

ですが、当然、そんな働き方を続けていると、十分な対価をもらわずに奉仕をしているので、心身がすり減ってきます。

最初は役に立てて嬉しいと思ってやっていたことが、「もうこれ以上、求めないでほしいな」と、尽くすことに対して徐々に嫌気を感じ始めてきます。

しかし一方で、「そう思う自分はまだ未熟なのだ」と思って、その思いを打ち消している自分もいるのです……。

自己犠牲的な働き方の影響はそれだけではありません。

十分な対価をもらわないまま働き続けていると「自分の働きにはこの程度の価値しかない」と、自分に対する自己評価も下がっていくのです。

でももし、自分を大切にしているなら、相手に注いだ分と同等か、それ以上の愛情を自分にも与えるはずです。

でも、「私が我慢すればいい」と思っているうちは、ぞんざいに扱っている自分の価値をどんどん下げていることになります。

今、過去の自分に助言ができるなら、**「愛と自己犠牲は違う！」**と伝え、喝を入れたいところです（笑）。

私の考えを改めるきっかけをくれたのは、やっぱり、アーユルヴェーダでした。

私は日常生活でアーユルヴェーダを実践する中で「バランス」という言葉を意識す

るようになりました。

バランスとは、どちらかに偏っていないことです。


過去の私は、誰かのためにと思うあまり、自分をすり減らして、完全に「自分＜＜＜相手」と、相手に重きを置いて、バランスを崩していました。

どんなに栄養のある食事も、運動せずに食べ続けていたら不調をもたらしますし、良かれと思って与え続けると、それが相手にとってかえって害になることも、依存体質を生むこともあります。

何かエネルギーを与えたら、同等のエネルギーで返さないとバランスが崩れるのです。

それが自然の摂理です。

循環がバランスを作る

今では、自分が注いだエネルギーと同等の価値があるものを「対価」としていただくことで、そこに「循環」が生まれ、バランスが取れると思っています。

これは、日々、ワータ・ピッタ・カパのドーシャの観察をし、自然の摂理を体感した経験から腹落ちしたことです。

何かを与えたら受け取らないと、心身のバランスが傾くのです。

自分が注いだ分と同じくらいのエネルギーが返ってくることで、循環が生まれ、バランスが取れるのですが、151ページでも書いた通り、お金も「エネルギー」ですから、お金のやりとりもエネルギー循環として見ることができます。

何もお金だけが「いやらしい」ものなのではなく、注いだエネルギーが、お金という形で返ってきているだけなのです。

だから、お金という目に見えるものに囚われず、お金という形でエネルギー循環を起こしているイメージで捉えると、相手に与えた価値の分だけ対価が返ってくるというのは、ただエネルギーが循環しているだけのことなのだとわかります。

そうすると、お金に対するネガティブなイメージが薄れて、**「自分の行為がエネルギーとして返ってくる」**という、もっと高い視座で見ることができます。

大切なのは、「人々や世界に価値を与え、エネルギー循環を起こしている」という視点なのです。

そして、これは自分のダルマを果たすことで叶えることができます。

自分の与えられた役割を果たし、世界にエネルギーを送ることで、今度はその対価として、愛情や人脈やお金といった、いろいろな形でエネルギーが返ってきます。

今度は、そのエネルギーを受け取って、さらにまた大きなエネルギーを与えることで、調和の取れた循環が続くのです。

本当の意味で豊かになるための4つの実践ポイント

お金に対する不安を作る思い込みを外せたら、次はどうすればいいのでしょうか。

ここで、お金との具体的な付き合い方として、次の4つをご紹介します。

❶ 支払いに感謝する

まず1つ目が、支払いに感謝することです。

普通、お金を払うときは損した気分になるものです。

しかし、実際には、お金を払ったことで手に入れているもの、つまり商品、サービスがあるので、失っているのではなく**「循環している」**だけです。

そこで、おすすめなのが、お金を払うときに「ありがとう」という気持ちを持ち、自分が得たものにありがたみを感じることです。

私は、スリランカから帰国して貧乏だったときに、スーパーで買い物をする度に心の中で「ありがとう」とつぶやいていました。

電気代の支払いをするときも同様です。

野菜も電気も、**「私1人の力では用意することができないものを、誰かが大変な労力をかけて用意してくれて、私はお金を払うことでそれをいただける」**と、ありがたいという気持ちを持つことで、支払うことに対するネガティブなイメージを打ち消していました。

❷自分は何も失っていないことを思い出す

では、財布を落としてしまったときや、財布を盗まれてしまったときのように、何も得るものがないときはどうでしょうか？

そういうときに思い出してほしいのが、**「お金を失っても、あなたという存在の価値は何も下がっていない」**ということです。

ヨーガの世界では、私たちの実体は、アートマンと呼ばれる「魂」だと考えます。

私たちは自分の存在意義を、肉体や精神、あるいは持ち物に見出す傾向があります。

例えば、若くてスリムな体が自分のアイデンティティであるとか、自分の心がアイデンティティであるという考えです。

それだけでなく、資産や家、車で自分の存在価値を感じている人もいます。

そういう人はそれらを失ったときに、自分の価値が失われてしまったような気持ちになり、不安になります。

しかし、肉体も精神も持ち物も、空の思想で言う「実体がないもの」で、いつかは滅びてなくなるのです。

ヨーガの考え方では、実体がないものは本当の私たちの姿ではないと考えます。

私たちの本当の姿は魂です。

魂は、死んでも老いても、衰えることも消えることもない、永遠不変の存在です。

無一文になっても、歳を取っても、私たちの魂は何も変わっていません。

それは美しく純粋なままです。

「お金を失った！」と思ったときこそ、**「どんなものも私の魂に影響を与えることが**

できない」ということを思い出してください。

❸ 毎日を充実させ、あるものに目を向ける

「アーユルヴェーダを始めてから、お金が貯まりました！」

これは今まで多くの受講生から何度も言われてきたことです。

なぜ、アーユルヴェーダを始めてお金が貯まるかというと、ストレス発散でお金を使うことがなくなるからです。

お酒、外食、洋服、旅行……、気晴らしでこれらにお金を使うと、簡単に気分を変えることができますが、その満足感は長くは続きません。

一方、私だけでなく、多くのアーユルヴェーダ実践者が感じることは、**「何もなくても日常が十分幸せである」**ということです。

朝のオイルマッサージの時間、座って白湯を飲む時間。

そういった毎日の時間が、自分を大切にしてあげる喜びと、心地いい体を取り戻した達成感で、穏やかな幸福感に包まれます。

また、アーユルヴェーダ的な生活を続けると、五感が敏感になって感受性が強くなるので、四季の変化や、誰かの親切などの小さいことに気がつけるようになります。

心が乱れている人は、目を瞑って歩いているようで、日常の美しさに気がつきませんが、穏やかな心を持つ人の目には世界は輝きに満ちているのです。

❹ 消費ではなく投資にお金を使う

ここまでは主にお金に対する意識について書いてきましたが、お金を使うときにいつも私が心がけているのは、「この支払いは消費か、投資か」ということです。

あなたも、買い物をするときに、

「この買い物は長期的に見て、〝お金〟か〝時間〟のどちらかを与えてくれるだろうか？」

と自問してみてください。

「お金をエネルギーとして循環させる」という視点で考えると、消費して消えてしまう使い方より、長期的に見て自分に価値を与えてくれる投資的なお金の使い方のほうが、循環を起こせるとわかります。

例えば、健康について学ぶためのお金は投資です。

その知識のおかげで病気を未然に防げて医療費の節約ができたり、病気で寝込む時間をなくせるからです。

余計なサプリや健康グッズにお金を使うこともなくなります。

では、贅沢な食事はどうでしょうか？

人によっては、その経験が、仕事や出会いにおいてプラスになり、投資になる……ということもあるでしょう。

一方で、人によっては、その一瞬は楽しいものの、食べ終わった後は胃が疲れて、数日経てば食事の楽しみも忘れてしまって、あとで「値段ほどの価値はなかったな」と感じるかもしれません。

これは消費的な使い方です（ですので、何が投資になるかは人によって異なります）。

私は何年も前からこの**「消費か、投資か」**という視点を持って買い物をするようにしているのですが、無駄な買い物がほとんどなくなりました。

以前はワンシーズンで着なくなる洋服や、憂さ晴らしのための飲食代にお金を使っていましたが、今は、健康の土台となる質のいいオーガニックの食材や、自分の学びのためにお金を使うようになりました。

私の夫が建築デザインの仕事をしているので、外食をするときも、内装のデザインのインスピレーションになるレストランを選ぶなど「投資」の視点を忘れません。

こうやって、投資的なお金の使い方をすることで、より多くの、自分のダルマを果たすための学びや経験ができるようになります。

お金の使い方1つで、社会に対してエネルギー循環を起こしますので、自分が使ったお金が、巡り巡ってどんな影響を与えるかを意識しながらお金を使いましょう。

この章は「お金」をテーマにしていますが、根本的には体のことや仕事のことを書いた章と、同じことをお伝えしているつもりです。

それは何かと言うと、**「私たちの行動や言葉の1つひとつが、自分の心身だけでなく、広い視野で見ると周りの人や世界にも影響を与えるので、その循環を意識してベストの選択を常に選んでいく」**ということです。

「今日何を食べるか。そのためにどこで何を買うか」というような些細な選択が、メンタル、パフォーマンス、そして社会にも影響を与えるので、適当に選ぶのではなく「これがいい」と主体的に選ぶことで、もっと自分らしく生きていけると思います。

「何であっても自分のために所有しようとしてはいけない。一時それを預かってはいるが、自分はただの受託者で、所有者ではない、と感じるようにしよう。1つの魂を受け取って、それを九ヶ月の間養い育て、やがてはそれをこの世に送り出す母親のようであれ。その母親がもし、赤ん坊をいつまでも子宮の中にとどめておきたいと思ったら、どういうことになるだろう？　そこにはすさまじい苦しみがあるだろう。何かが熟してしまったら、それは次に手渡されねばならない。」

（『インテグラル・ヨーガ』スワミ・サッチダーナンダ著　伊藤久子訳　めるくまーる）

第5章

アーユルヴェーダで、真の仲間と出会えた

～人間関係で幸せがもたらされた、
「どう在りたいか」という視点～

理想の関係を築くにはコツがある

さて、最後の章では人間関係についてお伝えします。

あなたは、職場やご近所付き合い、親戚付き合いなどで「この人とは合わないな」と感じたことはありますか？

人間関係の悩みというのは、相談ごとの中でも特に多いもので、

「マウントを取ってくる上司にどう対処すればいいですか？」

「いつも否定的な言葉をかけてくる母親が正直苦手です」

など、「身近に苦手な人がいる」という方は少なくないようです。

苦手な人がいると、「どうやってこの人をやり過ごそう」と思うものです。

真面目な方の場合だと「自分の接し方がいけないのかもしれない」と、人から好かれる努力をしてしまうものですが、私がアーユルヴェーダの実践を通して得た気づき

は、**「自分の〝視点〟を変えることで、出会い自体が変わる」**ということです。

自分の視点が変われば自然に人間関係も変わっていくものなので、嫌いな人を無理に好きになる必要はありません。

この章では私がアーユルヴェーダを実践し続けて、人間関係がどのように変わっていったかということと合わせて、豊かな人間関係を築くコツをお伝えしていきます。

神様視点で物事を見る

よく潜在意識の世界では「『こういう人が苦手』と思っていると、そういう人に出会う現実が作られて、苦手な人とばかり出会うようになってしまう」と言われます。

潜在意識の考え方では、「ふだん考えていることが、自分の感情や行動に影響を与えるため、考えていることと同じことが現実で起こる」と考えますが、私がアーユルヴェーダの学びを通して思うことと、ちょっと似ていて、ちょっと違います。

私たちの目の前に苦手な人が現れるのは、そこに私たちが向き合うべき「テーマ」

があるからです。

テーマとは宿題のようなもの。

私たちが人間的に成長するためには、この宿題をクリアして、視野を広げたり、器を大きくしなければいけません。


「この世に起こることは、それが一見、自分にとって不都合なことであっても、実はそれは自分を成長させるために起こっていることなんだ」というのは、ヨーガの思想の1つ、バクティヨーガの考え方です。


バクティとは「神への愛」という意味なのですが、このバクティヨーガは一般的にイメージされる、体を動かして行うヨーガとはまったくの別物です。

ヨーガとは、本来、精神性を高めてこの世の真理を理解するための「悟り」の手段ですが、バクティヨーガでは**「神様を愛することで、精神性が高まり、悟りに近づける」**と考えます。

「え？　神様を愛するだけで悟りに近づける？　なんだか怪しい」と思われるかもし

れませんが、バクティヨーガはとても簡単で、実は現代の私たちにとっても取り入れやすい思想だと、私は考えています。

どういうことかというと、まず、バクティヨーガの大前提として、神様を敬い、愛する気持ちが大切と考えます。

これは特定の神様でなくてもかまいません。

宇宙でも、自然界でも、自分が偉大だと思い、感謝できる対象を考えてください。

そして、**「日常のあらゆることは、神様からのギフトである」**と捉えるのです。

つまり、自分が望んでいるか望んでいないかに関係なく、自分に起こるあらゆることを「これは神様からのギフト」だと思って受け入れる、ということです。

そうすると、その謙虚な姿勢が神様を動かし、もっといいことが自分に起こる……大まかに言うと、このような考え方です。

例えば、あなたが何かの道を極めようと思って、優れた先生に弟子入りをしたとします。

そのときに、先生が修行だと言っていろいろな課題を出したときに、あなたが「こんなにつらい修行は嫌だ！　ひどい！　もうやめる！」と言って投げだしたら、先生はどう思うでしょうか。

「せっかく、あなたのために用意したのに……。あなたには成長のためにこの修行が必要なのに……」と、気分を害してしまいますよね。

神様も同じです。

神様を疑って、与えられる試練に対して文句ばかり言っていたら、神様と相思相愛になることはできません。

逆に、自分が望んだことではないことが起こっても**「これは私が成長するためにきっと必要なことなのですね」**と言って神様を信じて受け入れていたら、それは神様への愛と信頼を示していることになります。

バクティヨーガではそれと同じように、自分に起こるあらゆることは、神様からの愛だと信じて受け入れ、そこから学び、成長する姿勢をとります。

そうすると、神様がそのひたむきな姿勢を見て、もっと私たちのことを愛し、悟りに近づけるよう導いてくれる……ということです。

何が言いたいかというと、**「このように考えていくと、人間関係で悩みにくくなるから、ぜひそういう視点で物事を見てみてほしい」**ということです。

実際に、私は、この考え方を採用してから、人間関係の悩みがぐっと減りました。

思えば当たり前なのですが、以前は自分にとって都合の悪い人はみんな「嫌な人」だと思っていたので、その人の悪いところばかりが目につき、どうやったらその人と関わらないですむか、ということばかり考えていました。

ですが、**「目の前の人は自分を成長させるために出会った人かもしれない」**という視点で見ると、その人に対する見方が変わり、もっと広い視点で捉えるようになります。

例えば、次のような視点で見ることができます。

【見え方の変化の例】

・この人は仕事が遅くてイライラする

⬇

自分には効率や速さだけで人を判断するところがあるのかもしれない。仕事が遅くても、よく見ると作業が丁寧で、その人なりにベストを尽くしているようだ。仕事を丁寧にやりながら作業を早くするためにはどうすればいいか、私も考えて、伝えてみよう。

・この上司はいつも高圧的な態度で、私以外の人にもよく怒鳴っていて怖い

⬅

なぜ、この人が高圧的な態度をとるのか、考えてみたことがあっただろうか？人が攻撃的になるときは、だいたい自信がなかったり、自分の強さを表現しないと舐められるという不安があるときだ。

もしかしたら、私や周りの人が、上司を避けるような態度をとっているから、認めてもらいたいと思って、高圧的な態度をとってしまっているのかもしれない。

・実家に帰ると、母親にいつも「お前は○○と比べてかわいくない」と、人と比べら

れるのがつらい

⬅

母はなぜひどい言葉を言うのか？

もしかしたら母も祖母にそういう言葉をかけられたのかもしれない。それに、わざわざ「かわいくない」と言うのは「もっと綺麗にしたほうがいい」という親心なのかもしれない。その言葉に影響されて私が自信をなくすのではなく、「誰に何を言われても自分は美しい」と考えられるように、自立した心を持とう。

といったように、です。

コツとしては、自分が映画の主人公で、苦手な人が「悪役A」だとしたら、**「脚本家である神様は、一体、なぜこの悪役Aを、この時点で登場させたんだろう？」**と考えることです。

面白いストーリーには必ず悪役がいます。

悪役がいるから、主人公が成長し、「挫折→成功」というストーリーが成立します。
バクティヨーガの考え方を採用するということは、人間の狭い視野で物事を捉えるのではなく、一本の映画を観るように、神様の視点で俯瞰して物事を見るということです。

個人の都合だけで見ているうちは、視野が狭いです。

そうではなく、神様の視点で見ると、相手の立場や、自分の成長、自分の変化から影響を受ける人……と広い範囲を俯瞰して見ていくので、自分の都合だけで物事を判断することがなくなります。

ただ、何事もバランスが大事です。

心が病んでしまったり、自殺を考えるほど追い詰められているのに、「逃げないで、そこから学びなさい」と言っているわけではありません。

あくまで、「**自分の都合だけでなく、俯瞰して状況を見よう**」と言っているのであって、学びも何もないのに、歯を食いしばってそこに立ち続けなさいと言っているのではありません。

繰り返しますが、この世に「絶対」ということはありません。

いつでも最も大切なことはバランスです。

「これは成長のチャンスか？　はたまた、逃げるという挫折を経験することが、今の私に必要なことなのか？」と状況を観察して、長いスパンで見て自分の成長にベストな選択を選んでいきましょう。

魂レベルで人を見る

神様視点で見るのに付け加えて、もう1つ取り入れていただきたいのが**「魂レベルで人を見る」**ということです。

162ページで「私たちの実体はアートマン（魂）である」ということを書きましたが、人間関係においても、目に見えるものではなく、もっと奥深くにある「魂」のレベルで人を見ることで、人の本質が見えてきます。


例えば、人間関係においてやりがちな間違いが、持ち物や地位を見て人を判断し、

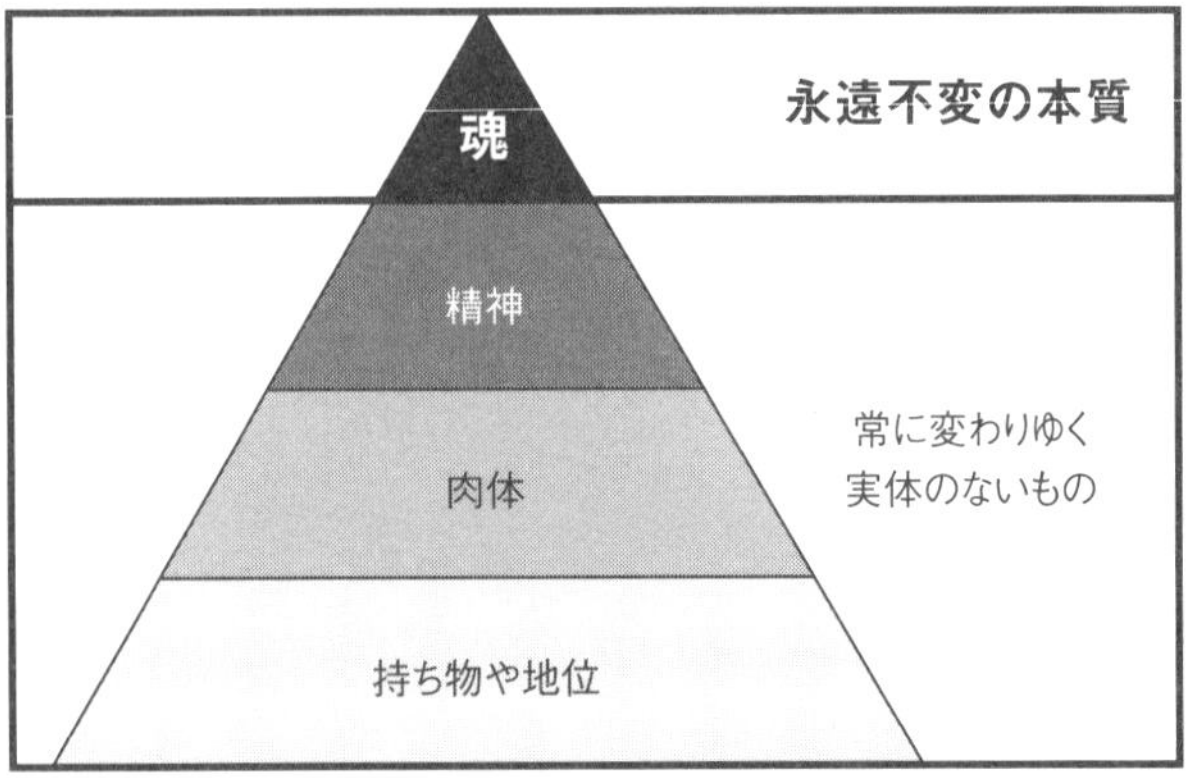

その人と関わるかどうかを決めることです。

「この人と仲良くしておいたほうが得だな」と考えたり、あるいは、「この人は稼いでいるから私よりすごい人だ」と思い、自分より〝すごい〟仕事をしている人の前では卑屈になってしまったりするのは（実際のところ、仕事に優劣はありませんが）、その人の本質を見ていないことになります。

空の思想でも説明しましたが、私たちの持ち物も肉体も精神も、私たちの本質ではありません。

常に揺れ動き、変化し、いつかは滅びる実体のないものです。

ただ1つ、魂だけは不変のものですから、その人の本質を表します。

魂というのは目に見えないものなので、その人の魂が優れているかどうかは、目で見ることはできません。

それでも、私は、人と接するときに、目に見える年齢とか職業とか持ち物ではなく、その人の本質、魂の部分を見ようと心がけています。

すると、無闇に人の前で萎縮したりすることもなければ、つまらない見栄を張ったり、人を見下すこともなくなるのです。

目の前の人がどんな仕事をしていようと、収入がどのくらいだろうと関係ありません。

ただ、その人の人間的な本質の部分を見て、コミュニケーションをとります。

もう1つ、魂レベルでコミュニケーションをとるといいことがあります。

それは、人の表面的な言動だけで一喜一憂しなくなることです。

人の感情というのは簡単に揺れ動くものなので、多くの場合、その人の言動というものは、その人の本心ではないことがあります。

例えば、誰かからきつい言い方をされたとき、その人はただ、そのとき時間に追われていて余裕がなかったのかもしれません。

あるいは、その人が軽はずみに失言をしてしまっただけで、深い意味はなかったかもしれません。

自分が期待していなかった言葉が返ってくると、私たちは「この人は私を攻撃している！」と反応してしまいますが、「なぜその人がその言葉を選んだのか？」と落ち着いて探ってみると、実はその発言の意図は私たちが想像したものと違うということがよくあります。

ひとつの印象だけで、決めつけてはもったいない

実際にあった例をお話ししましょう。

ある受講生さんが、講座の後に私に長文のメールを送ってきたことがありました。

読んでみると、なんとなくクレームっぽい印象です。

でも、話題がいろいろなところに飛んでいるため、何が言いたいのかよくわからない……。

そこで、直接、話してみることにしました。

すると、彼女が言いたかったことは、「講座で習ったことを実践して、概ね体調が改善してきたけど、排泄する便がいつもと違っていたことが不安になり、これでいいのかを聞きたかった」という、たったのそれだけのことだとわかりました！

私は、その排泄は正常だから心配ないということと、もう少し油を控えた食事にしたほうがいいとアドバイスしました。

話してみてわかったことは、彼女は極度の不安症で、自分でもそんなに心配する必要はないとわかっていても、考え始めると次々と不安になって、特に文章となると、頭に浮かんだ不安なことをなんでも書いてしまう、ということでした。

彼女にとっては、すぐ不安になってしまうのも改善すべきところだったので、そのことについてもアドバイスをお伝えしました。

もし私が、文章を読んだ印象だけでその人の気持ちを判断していたら、このような彼女の本心を知ることはなかったでしょう。

それに、仮に「この人は私に嫌な印象を持っている」という先入観を持って話を始めていたら、態度にそれが表れ、話の展開が変わっていたかもしれません。

あなたも誰かと話すときは、「この人はこういう人だ」「この人は自分のことをこう思っている」という先入観をゼロにして、魂と魂で会話するイメージをしながら、言葉の裏に隠れている本心をキャッチするように心がけてみてください。

その相手を真に理解しようとする姿勢こそが愛であり、相手へのギフトです。

そして、その気持ちは表情や選ぶ言葉を通じて相手にも伝わり、相手の態度も自然に変わってくるでしょう。

損得勘定をやめると、自然に必要なご縁に恵まれる

「神様視点で物事を見る」「魂レベルで人を見る」という2つのことを意識するようになると、人付き合いを好き嫌いや損得勘定で選ぶことがなくなり、関わる人も自然と変わっていきます。

自分に都合のいい人とだけ付き合う間は、人間的にあまり成長しませんし、交友関係も狭いものになります。

ですが、自分の成長に繋がるような人とじっくり向き合うと、お互いに成長するし、人間的にも魅力が出てくるので、自然と新しいご縁も広がっていきます。

私はこのことを**「次のステージに行く」**と表現しているのですが、苦手だと思っていた人と向き合って自分の解決すべき課題をクリアすると、また似たような人に出会っても、その人を苦手だと思うことはなくなるので、まるでこの世から苦手な人が

消えてしまったかのように、同じような問題では悩まなくなります。

ゲームのように、人生がどんどんレベルアップしていく

これは私だけでなく、受講生も同様で、講座のスタート時には職場の人間関係が嫌だと言って転職の相談をしていた人が、3ヶ月経ったら、「今の職場が嫌じゃなくなったし、むしろ職場の人がもっと快適に働けるよう、自分ができることをやってあげたいです！」と話してくれることがあります。

自分の視点が変わると、「嫌な人」というのがこの世界からいなくなってくるのです。

実際に、私自身も人間関係で悩むことが年々少なくなっています。

一方で、今の自分の課題をクリアしたら同じ問題に悩むことはなくなりますが、神様が次の課題を与えてくれるので（バクティヨーガでは、「神様がその人の成長に繋がる課題やテーマをギフトとして与える」と考えます）、今度はより深い悩みや、より難易度の高い問題が待ち受けていることがあります。

まさに、ゲームのレベルアップのように、次の段階へ人生が進んでいくのです。

でも、それがつらいことかと言うと、私はそうは思いません。

なぜかというと、自分の在り方が変わると、周りにただ影響されてストレスを溜める人間関係ではなく、相手といるときに自分がどう在りたいかを主体的に考えて、相手と調和を取るように行動する関係ができるので、より自分らしくいられ、毎日を楽しむことができるからです。

したがって豊かな人間関係は、どこか特別な場所に行かなくても、今、この場から作ることができます。

目の前の人とどう関わるかは、あなた自身で決めることができるからです。

外見、恋愛、仕事、お金と続いて、最後に人間関係についてお話をしてきました。

どの章も伝えたいことは同じです。

幸せは誰かが運んできてくれるものでも、運のいい人にだけ約束されたものでもなく、自分で創造するものです。

そして、それは自分がどういう人で在りたいか、常に自分の内側に意識を向け、心の平穏を保つことです。

外側のあらゆることに自分の内面の平和を乱されないようにしてください。

あなたの人生は誰の責任でもなく、自分で描いていくものなのです。

「みずから悪をなせばみずから汚れ、みずから悪を慎めばみずから浄《きよ》まる。汚れるのも、浄まるのも、各自の行ない次第であり、人は他人を浄めることはできない。」

（ブッダの言葉より）

困難な時代だからこそ、自分で人生の舵を取ろう——おわりに

インド発祥の5000年以上の歴史を持つアーユルヴェーダという智慧……。

その、自然物と調和する生き方や、普遍的な道徳観を伝える哲学は、私が人生で繰り返し問題にぶつかるたびに、解決のヒントを与え、私の「在り方」に大きな影響を与えました。

本書を読んでお気づきになったかと思いますが、私の考えはアーユルヴェーダ以外にもヨーガ哲学や仏教、そのほかいろいろな哲学から影響を受けています。

そして、アーユルヴェーダはそのバラバラの「教え」をその大きな器で受け止めて、私に物事を大きな視点で捉えることを教えてくれました。

本書では多様なテーマを扱っていますが、一貫してお伝えしたいことはたったの3

つです。

・自分で選ぶこと
・全体と調和すること
・バランスを取ること

つまり、たくさんの情報に流されず、自分の感覚を大事に主体的に選ぶこと。
好き嫌いの狭い視野ではなく、俯瞰した高い視座で見ること。
あらゆる可能性にオープンであり、執着をしない軽やかさを持っていること。

今の時代、多くの人が恐れや不安を抱えています。

だからこそ、何千年も前から変わらぬ価値があるアーユルヴェーダのような智慧が、人間の普遍的な悩みにヒントを与え、五感の喜びや、自分の役目を果たすことの充足感といった幸せの本質的な部分を満たしてくれるのだと思います。

困難な時代に、不安になっても文句を言っても、何も変えられません。

ですが、自分自身を変えることで、優秀な航海士のように流れに乗り、自由でいることができます。

つらい状況の中にいても、穏やかで冷静であることができれば、その穏やかさによって周りの人々を安心させることができます。

安らぎと冷静さは感染します。

私たちは、自分を整えることで、周りの人にも安らぎを与えることができます。

もし、本書の内容で少しでもあなたの人生に役立つところがあったら、ぜひ繰り返し読んでみてください。

私自身も、何年もかけて実践を通して体に染み込ませていったことです。

継続することで、あなたの力になります。

多くの人が、自分らしいと思える選択ができますように。

アカリ・リッピー

5つのステップで「私」が変わっていく
人生《じんせい》が好転《こうてん》するアーユルヴェーダ

2023年4月30日　　初版発行

著　者……アカリ・リッピー
発行者……塚田太郎
発行所……株式会社大和出版
東京都文京区音羽1-26-11　〒112-0013
電話　営業部03-5978-8121／編集部03-5978-8131
http://www.daiwashuppan.com
印刷所／製本所……日経印刷株式会社
装幀者……菊池祐

ISBN978-4-8047-6411-5

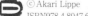